簡易按摩輕鬆做
找回免疫力篇

一手掌握
健康新亮點

The Code of Massage :
Medicine Hands

暈車、打嗝、醉酒、通便、止瀉……不用藥就可解決！
用少少的時間，按、摩、壓、揉、拿、掐、扣，
打開你身體的調節能力，
輕鬆，簡單，易學，讓人體天生的抵抗能力完全發揮。

徐勇剛・沈王明◎編著

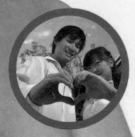
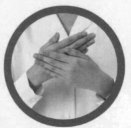
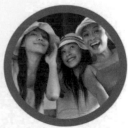

我爲什麼要寫這本書

我的一位病人，被尿頻折磨了多年。雖是小病，卻讓她的生活很不方便。某天向我提起之後，我就用附子餅灸肚臍替她治療，治好了這個困擾她多年的頑疾。事後她對這種治療方式充滿了驚訝和疑惑，並感嘆穴位治療的神奇。

其實整個治療的操作非常簡單，治療所用到的原料在藥店都可以買到，只要穴位尋找得當，健康的身體就可以得到，甚至在家裡就可以完成自我治療。

這樣的例子每天都在我的診室裡發生，面對病人「非常神奇」的評價，我卻時常困惑：爲什麼有那麼多的人會驚訝於中醫療法的效果？也許是城市越來越快的節奏，讓大家習慣了有病就吃抗生素、有病就打點滴……反而漸漸淡忘了傳統的中醫療法。以前，中醫深入百姓生活之中，一直與人們緊密相連的，誰家有個頭痛腦熱什麼的，刮個痧、拔個罐，或者喝點湯藥，問題不就解決了？

現代醫學發展像是一把雙刃劍，一方面，讓人們可以借助科技與器械的力量，戰勝一些過去無法治癒的疾病；另一方面，針對許多無藥可醫的亞健康狀態，給予治療提升免疫力。相信您一定有面對過自己或是親友在接受各種檢查後，醫生認爲一切正常而無需治療或無法治療，但病人主觀上確實有明確的不適感受，面對這種情況中醫卻常常可以做到手到病除。

所以，多年以前我就開始研究如何在不影響療效的前提下，儘量少用專業手段，試驗出一些方便大眾在家庭環境許可下運用的傳統療法。試驗這些方法的意義在於：使更多人不用跑醫院就能享受到中醫的療效，而且可以讓更多的人瞭解和認識我們的傳統醫學！

在本書中，我將自己多年積累下來的穴位療法歸納爲養生穴和特效穴兩個部分，養生穴部分主要是爲了激發身體潛能，達到強健身體，提高生命品質的目的；特效穴部分則用於治療一些常見的疾病。

這些方法都是我多年實驗的總結。在這裡我要特別感謝我的病友，沒有他們的支持，我就無法瞭解這些方法的效果。所以，我在這裡要向每一位幫助過我的病友表示衷心的感謝！

嚴格來說，我在本書所介紹的穴位療法並不是我的發明，而只是中醫眾多療法中的一種。不過這種簡化的手法，比較適合人們在家庭環境條件許可下運用。所以，書中的方法並不是經典得不可以調整，手法太難、效果不夠好的可以再調整穴位，但必須以舒適爲度。

我想說的是，讓我們大家一起來摸索穴位療法吧！我們的老祖宗很久以前就用穴位來治療疾病，民間常說「常灸足三里，賽吃老母雞」、「若要老人安，湧泉常溫暖」……說的就是穴位治療在強身健體中發揮的積極作用。我相信，在不久的將來，這種簡化後的穴位療法一定會被更多人所接受，也會爲越來越多的人帶來健康和舒適！

徐勇剛

浙江中醫院針灸科副主任醫師

2010年11月

Content 目錄

我為什麼要寫這本書　02

1　神奇的穴位，神奇的效果

身體上有許多祕密是你所不知道的，人體天生就有抵抗疾病、自我調節的能力，只是我們的雙眼被保健品、化學藥物所蒙蔽……動動手指、捏捏按按，可以迅速激發身體的潛能，使你遠離病痛，健康久久！

2　激發身體潛能的養生穴

人體的穴位如此之多，哪裡才是身體的活力機關？讓我們回歸原始，用最簡單自然的方式，啟動生命的守護穴。

3 消除身體不適的特效穴

暈車、打嗝、醉酒……偶爾的不適雖然沒有什麼大礙,卻讓你的健康大打折扣,甚至大傷腦筋。試試立竿見影的特效穴按摩,效果一定超出你的想像!

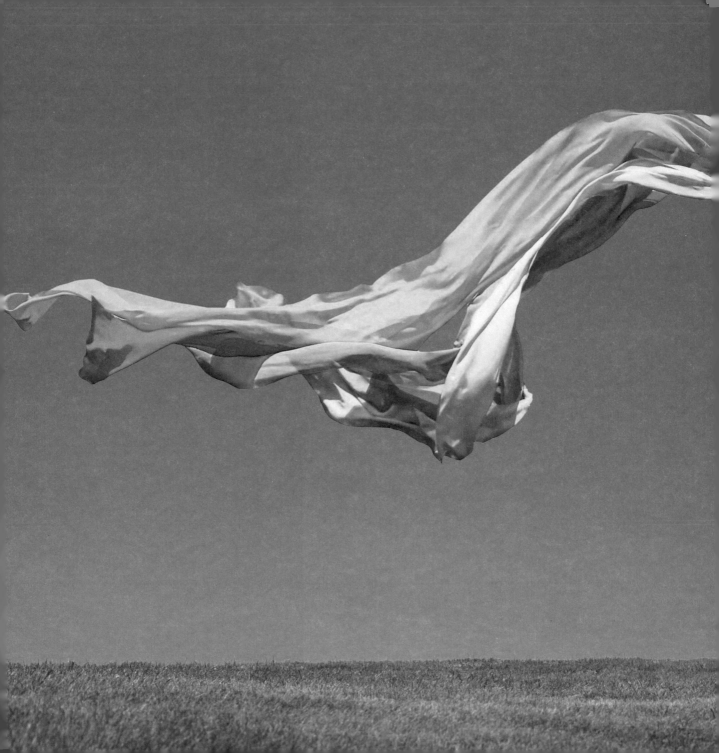

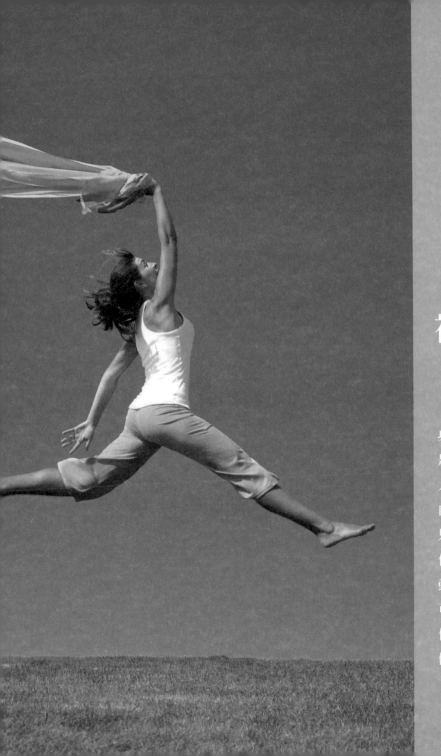

1

神奇的穴位，
　神奇的效果

身體上有許多的祕密
是你所不知道的，
人體天生就有抵抗疾病、
自我調節的能力，
只是我們的雙眼被保健食品、
化學藥物所蒙蔽……
動動手指、捏捏按按，
可以迅速激發身體的潛能，
使你遠離病痛，
健康久久！

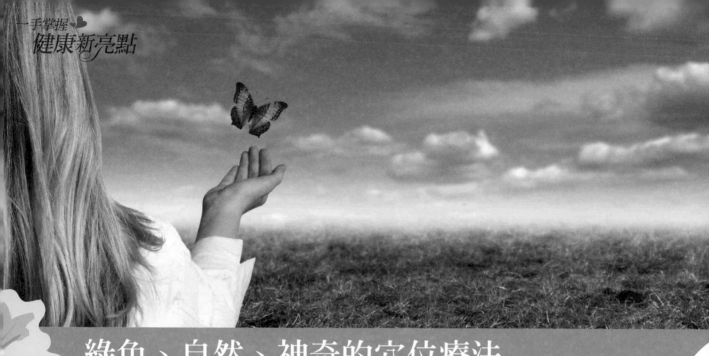

綠色、自然、神奇的穴位療法

經常有同學、同事、朋友，還有病人來向我諮詢治病的常識。在我看來，生病了，應該讓專業醫師來診治病情，但在就診之前、檢查之餘、治療之時，嘗試一種比藥療、食療更方便，比運動更輕鬆的養生保健方式——穴位按摩，也許大有益處。

許多人接觸過穴位按摩，甚至國外的朋友也喜歡這種綠色、自然、無毒副作用的方法，但是其複雜的手法和高深的取穴方式對大多數人來說都過於複雜；如果還要學習經文古典、脈學玄秘，則更是讓人高不可攀，望而卻步。

其實，根據我多年的經驗，如果能夠掌握幾個有效的穴位就有很好的治病、保健效果。當然這些穴位並不是我發明的，我們的古人早就發現：經常刺激某些穴位，可以強身保健；而刺激另一些穴位，則可以治病療傷。在醫藥缺乏的古代，人們有時就是利用一根銀針和幾個穴位治好了很多疑難雜症。

我們普通人並不需要學習得太複雜，只要掌握這些常用而有效的穴位，在家裡經常捏捏按按，就會產生作用。長期堅持下去，不僅能給自己，也可以為你的家人帶來健康和快樂。

關鍵是你一定要動動手，試一試，效果一定會出乎你的意料。

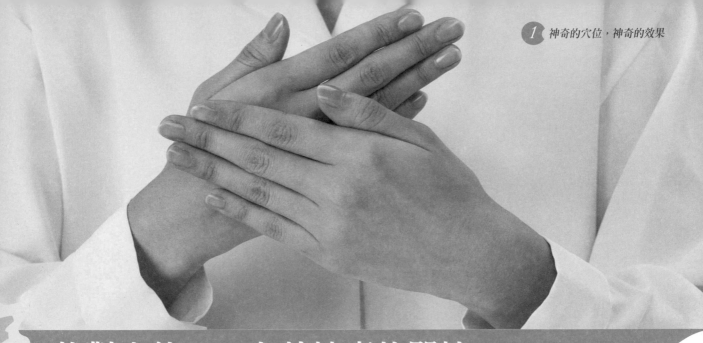

找對穴位 —— 有效按摩的開始

　　要學會有效的穴位按摩，其中重要的一點就是找對穴位。對於各種各樣的穴位，很多人都覺得不容易找到。其實這是一件非常簡單的事情，你的手不僅可以用來按摩，還可以幫助你找准穴位！

　　每一個人的身高不同，身體不同部位的長度和寬度也不一樣，所以我們不能夠拿尺子上的長度來尋找穴位。但是正常人體的比例都是均衡的，我們可以將自己的手指作為尋找穴位及度量尺寸的工具。常用的有拇指的寬度和四指併攏的寬度。

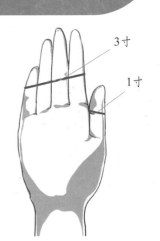

◎ 拇指的寬度為1寸。

◎ 食指、中指、無名指、小指併攏，其橫寬面為3寸。

最直觀的尋找方法

　　如果你覺得上面的手法還是不夠具象，那我告訴你一個最直觀的尋找方法 —— 直接感覺。

　　當你按壓到正確的穴位時，會感覺到特別酸脹！

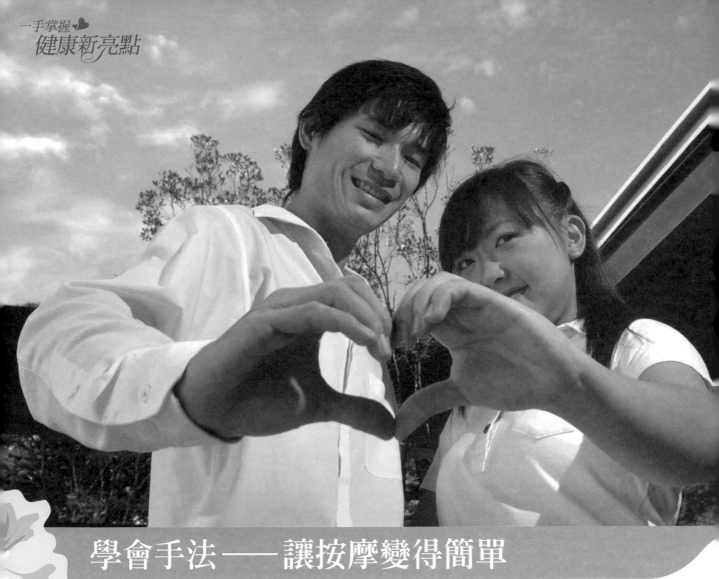

學會手法——讓按摩變得簡單

按摩的方法有很多，我們在醫院常看到針灸推拿醫生在病人身上推揉拿捏，手指靈活，運動自如，總感覺這些手法對自己來說是不可能完成的。其實，在家裡自行操作，只要掌握一些簡單易學的手法就可以了，這些手法足以幫助你和家人保持健康。

◎ 拇指按壓法：這是最普通的方法，就是用拇指的指腹進行按壓。一般在按壓額頭、臉部等比較小的部位時，適合採用這種方法。可以用單手的拇指按壓，也可以將兩手拇指相疊按壓。

◎ 四指摩法：就是將四指放在皮膚上輕輕地撫摩。這種方法比較輕柔，適於腹部、胸部或按摩小兒時使用。

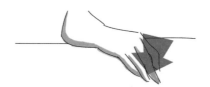

四指摩法

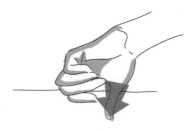

拇指按壓法

◎ 掌壓法：是指將整個手掌完全貼在皮膚上進行按壓的方法，按壓的同時可以結合揉動。這種方法適合比較平坦的腰背和腹部的按摩。

◎ 指揉法：簡單地說，就是在點按的基礎上增加了揉，使力度更加持久和均勻。一般多用拇指，也可以用食指和中指，用略感疼痛的力度揉摩。

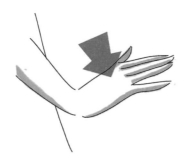

掌壓法

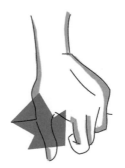

指揉法

◎ 拿法：是用手掌和手指擠壓局部穴位的按摩方法，主要用在肌肉比較豐厚的部位，如肩部、大腿和小腿等部位。拿的時候，要深抓肌肉，力度要適當。

◎ 叩擊法：就是輕輕握拳，利用手腕的力量進行擊打的方法。擊打的時的時候，手腕關節應保持放鬆，以一定的節奏適度刺激穴位。

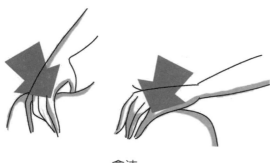

拿法

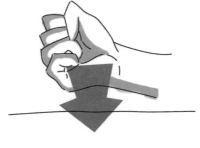

叩擊法

◎ 掐法：就是用拇指的指甲直接按壓穴位。這種方法刺激大，一般在急救的時候用得比較多。刺激的時候注意不要損傷皮膚。

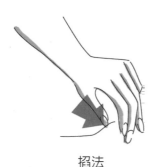

掐法

借助工具 —— 讓你事半功倍

　　雖然按摩講究手法，但是有的時候也是一項體力活，如果力氣不夠大，按壓時力度達不到，按摩的效果就會比較低，事倍功半。那麼，如何解決這個問題呢？市面上琳琅滿目的按摩棒、按摩球、按摩器，提供我們很大的選擇性。如果你覺得運用這些東西費錢、費時、費事，那麼這裡向你介紹一些更加方便的器具，它們來自於我們的日常生活，就地取材，可以讓你省事省心力。

◎ 吹風機：它特別適合於因為寒冷或氣血運行不通暢引起的疾病。我們可以用吹風機的熱風刺激相應的穴位，也可以用吹風機的熱風刺激後，再進行按摩。

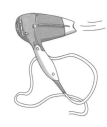

◎ 艾條：艾灸在醫院裡用得比較多，藥店裡可以買到艾條，一般採用傳統的點燃後熏烤相應穴位的方法。

◎ 筆：在一些面積比較小的部位（如腳趾、手指尖），需要施加比較強的力度時，可以使用圓珠筆、鋼筆的鈍頭來刺激穴位。

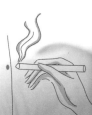

◎ 牙籤：手指、腳趾等部位有一些很小的穴位，比較難用手指按壓，此時可以用牙籤、棉棒或小髮夾來幫助按壓。牙籤最好將尖頭磨圓後再使用，或是使用鈍的那一頭。在肉多的地方使用牙籤刺激時，可以將多根牙籤併在一起使用。

◎ 高爾夫球：手和腳彙集了人體很多的穴位，手掌和腳掌相對厚實，可以用滾動高爾夫球的方法來刺激穴位。

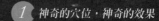

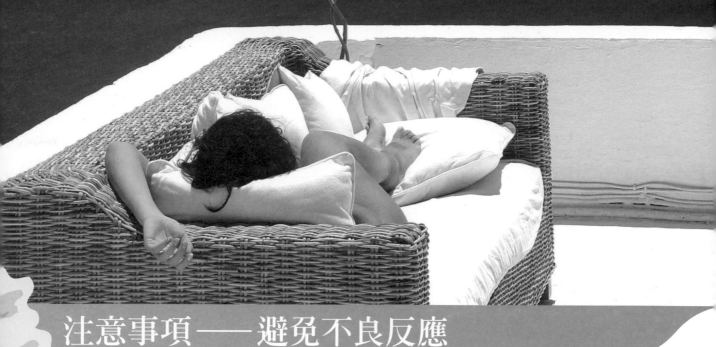

注意事項——避免不良反應

原則上，穴位按摩隨時隨地都可以進行，坐車、看電視、休息的零碎時間都可以加以運用。所以對於在都市生活和工作的人們來說，穴位按摩並不會占用他們寶貴的時間，生活忙碌的人也能輕鬆地堅持。但是任何事情都具有兩面性，穴位按摩也不例外，以下情況最好還是不要進行穴位按摩：

◎ 過度疲勞、發熱、受傷以及懷孕初期要避免按摩。

◎ 餐後2小時以內或飲酒後要避免按摩。

◎ 皮膚出現創傷或濕疹等問題時，要避開該部位或者停止按摩。

另外，按摩前要洗淨雙手，剪掉指甲，除去戒指、手錶等物，防止擦傷皮膚。在直接摩擦皮膚按摩時，可以使用一些潤滑油，以達到更好的效果。症狀嚴重或透過按摩也不能達到效果時，應請教專業人員或逕行就醫。

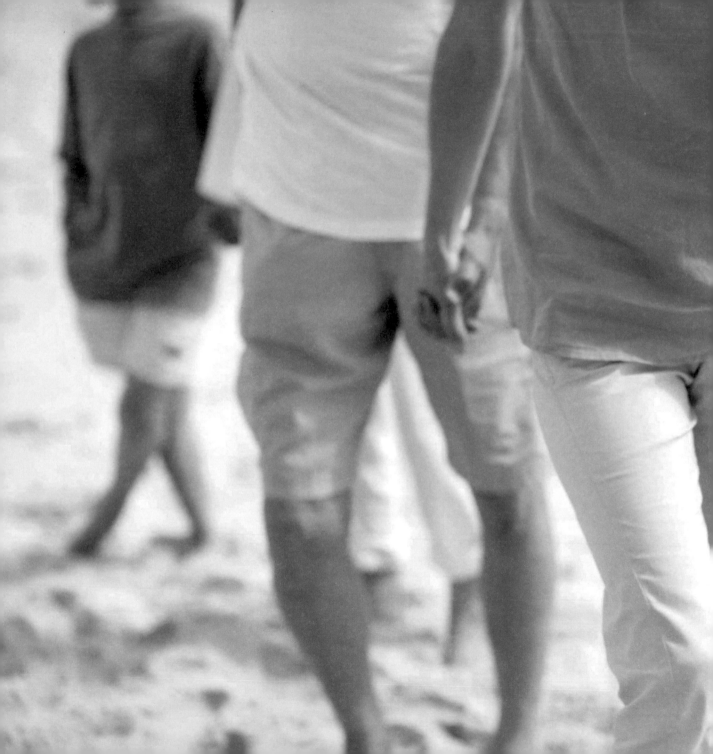

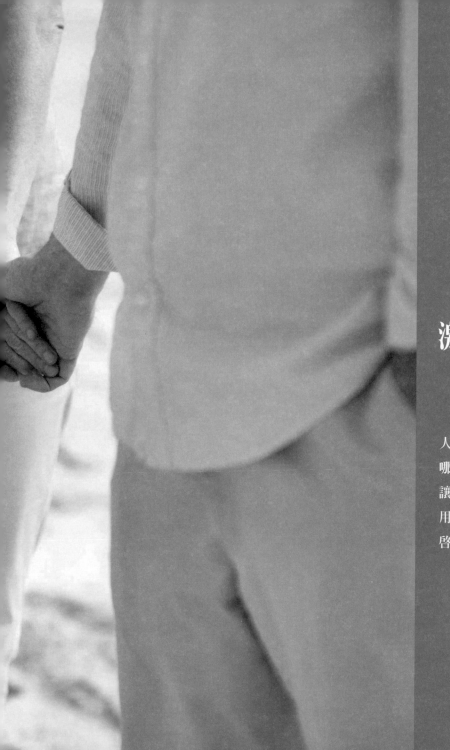

2

激發身體潛能的
養身穴

人體的穴位如此之多，
哪裡才是身體的活力機關？
讓我們回歸原始，
用最簡單自然的方式，
啟動生命的守護穴。

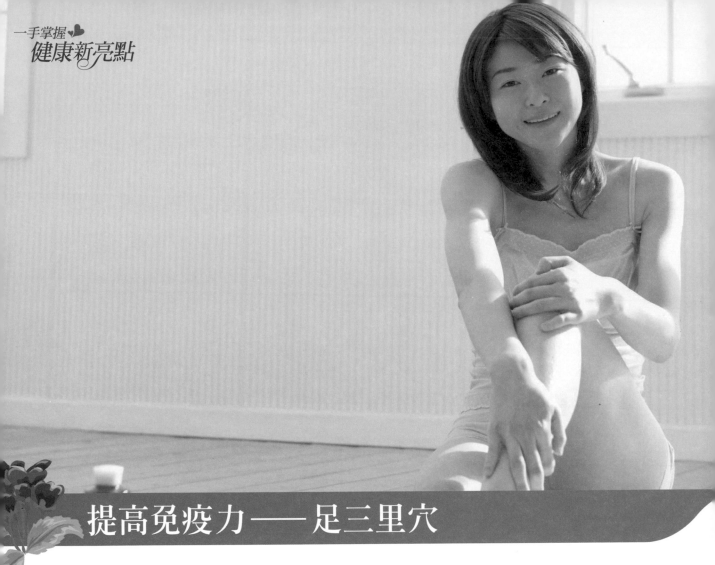

提高免疫力──足三里穴

　　前些日子的"SARS"搞得大家人心惶惶，有的病人到我這裡配了艾條在家裡熏，有的病人配了一大堆板藍根沖劑回家吃。而我總是對我的病人說：「還是多按壓一下足三里穴吧！」中醫把免疫力叫做「正氣」，所謂「正氣存內，邪不可干」的意思就是免疫力強了，外面的邪氣就不能干涉身體的平衡。世界上的病毒和細菌有千千萬萬，除了一些特定的疾病可以透過打疫苗來預防外，絕大多數還是要靠我們自身的免疫力來抵抗。經常刺激足三里穴，可以提高身體的免疫力。

🌿 足三里穴

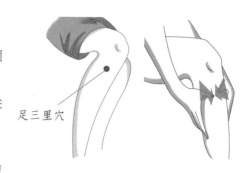

足三里穴

◎ **取穴：**足三里穴在膝蓋下方四指併攏寬度，小腿骨外側一個
　　　　手指寬度的位置。

◎ **手法：**按壓足三里穴的時候，可以將對側手的食指、中指尖
　　　　放在足三里穴上，用力按壓5秒，以感到酸脹為佳。
　　　　如果覺得力道不夠重，用拇指的指尖按也可以。

◎ **中醫點評：**足三里穴用來保健和提高免疫力，需要長期反復
　　　　按壓才能有效。古代中醫對足三里穴經常採用直
　　　　接灸，就是用艾火直接燒穴位的方法。治療後足
　　　　三里穴會長時間流膿，從而不斷刺激穴位，所以
　　　　叫「三里常不乾」。

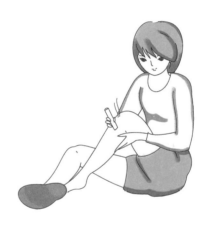

　　現在的人們已經接受不了化膿灸這種刺激過強的療法了。
有時間的話，我們可以將整根的艾條點燃後熏烤足三里穴10至
15分鐘，每天做一至二次。

　　慢性病一般都需要長期治療和調養，就像俗話說的「一口
氣吃不成一個胖子」，提高免疫力也要慢慢來。

「三里常不乾」的故事

　　　　《雲錦隨筆》記載了這麼一個故事：日本德川幕府時代，江戶的永代橋建成剪綵時，
邀請年齡最大的174歲老人萬兵衛過河。有人問他長生之術，他回答說：「祖傳每月初八，
連續灸足三里穴，就有這樣的功效。」足三里穴是全身的強壯要穴，中國自古就有「若要身
體安，三里常不乾」、「常灸足三里，賽吃老母雞」的說法。同時，它是胃經的合穴，對胃
腸系統的疾病也有很好的治療作用。

提高免疫力的其他穴位 —— 關元穴

關元穴也是一個可以提高免疫力的穴位。

◎ **取穴**：關元穴在肚臍的正下方，四指併攏寬度的位置。

◎ **手法**：關元穴可以用手掌根或中指的指端進行按壓。按壓時可以配合順時針揉動，以加強刺激感。

◎ **中醫點評**：該方法作為日常保健可以隨時操作。我們在晚上看電視時，將手掌搓熱，用掌心按摩關元穴。這樣做，可以在娛樂的同時保健身體。

關元穴也可以用艾條熏烤。

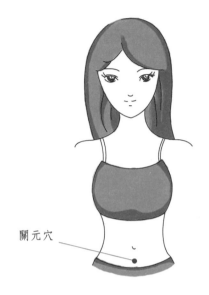

關元穴

♥ 貼心小叮嚀

◎ 保持良好的睡眠。睡眠好可以增加淋巴細胞的數量，使人體的免疫系統正常工作。

◎ 保持樂觀的心態。良好的心態可以很好地調節免疫功能，增強人體的抗病能力。

◎ 戒煙限酒。抽煙會降低人體的抵抗力，大量飲酒也有可能打亂人體原有的平衡狀態。

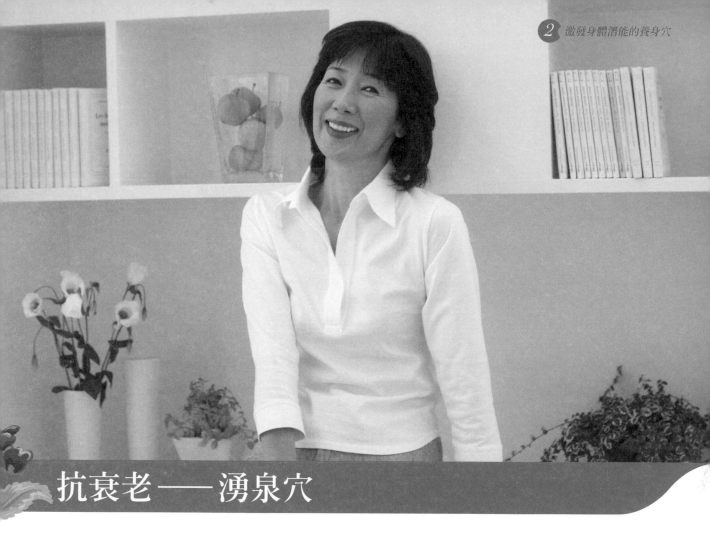

抗衰老 —— 湧泉穴

中國古代的皇帝都喜歡長生不老，找了很多方士來提煉丹藥，但最後都沒有成功。老化是無可避免的，這是自然界的規律。現代都市人，提早衰老的情況愈來愈多，有的年輕人頭髮早白、有的人皺紋早早就掛在臉上、有的女性更年期提前了。除了身體的提早衰老，現代人的心理也愈來愈「早衰」。於是，有些人就借助保健食品、補品來延緩衰老，但很多人由於經濟原因，怕自己不適合或者有副作用，不願意服用補品。對於這類人群，我的建議是每天按壓足底的湧泉穴，很多鶴髮童顏的老年人就是透過堅持每天按摩足底來延年益壽的。

🌸 湧泉穴

◎ **取穴**：湧泉穴位於腳底的中央稍靠趾尖
　　　　一側，即腳趾從左右兩側向內側
　　　　彎曲時，足底出現的凹陷處。

◎ **手法**：按壓湧泉穴時，可以用右手握
　　　　拳，用拳頭的中指關節敲打湧泉
　　　　穴五十至一百下，每天二次。也
　　　　可以經常用拇指推擦湧泉穴，使
　　　　其發熱。

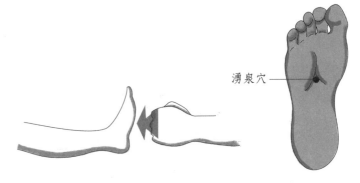

湧泉穴 ——

◎ **中醫點評**：光腳在鋪著鵝卵石的小路上走，對這個穴位也有很好的刺激作用。現在有些社區會在步
　　　　道上特意鋪上鵝卵石，有些家庭也會在浴室裡專門設置一小塊鵝卵石地面，目的就是為
　　　　了按摩足底。剛開始按壓湧泉穴時會感覺難以忍受，可以縮短時間，慢慢適應後就會感
　　　　覺很舒服了。

　　現在的足浴店都在按摩足底，採用的是全息腳底 —— 內臟對應理論的按摩，其實傳統醫學上的足底
穴位只有湧泉穴一個而已。

湧泉穴，腎經之氣也

　　湧泉穴為全身穴位的最下部，為腎經的首穴。我國現存最早的醫學著作《黃帝內經》
中說：「腎出於湧泉，湧泉者足心也。」意思是說：腎經之氣猶如源泉之水，來自於足下，
湧出灌漑周身四肢各處。所以，湧泉穴在人體養生、防病、治病、保健等各個方面都顯示出
它的重要作用。俗話說：「若要老人安，湧泉常溫暖。」根據臨床應用觀察，每日堅持推搓
湧泉穴可以使人精力旺盛，增強體質，強化防病能力。

抗衰老的其他穴位 —— 神闕穴

我們身上還有一個神闕穴，就在肚臍眼，是人體最後離開母體的部位，也是抗衰老的一個重要穴位。

◎ **取穴**：神闕穴在肚臍眼的中央。

◎ **手法**：我們可以把手掌搓熱，掌心對著肚臍中心，順時針按揉。

◎ **中醫點評**：神闕穴還可以用隔鹽灸的方法刺激。就是把我們平時吃的食鹽填滿肚臍眼，再在上面放兩片生薑，生薑上放上艾絨做成的艾炷，點燃後灸。

一般像鵪鶉蛋大小的艾炷可以連續燒三個，每天一次。

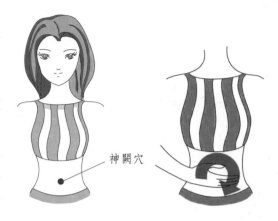

神闕穴

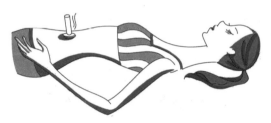

以上兩個穴位的位置都比較隱蔽，適合在晚上臨睡前按壓。關鍵是要經常刺激，才會有比較好的效果，畢竟抗衰老不是一兩天的事情。

♥ 貼心小叮嚀

◎ 生活要有規律。規律的生活可以使人體各個系統功能較為正常，有利於營養物質的消化吸收，使人有充沛的體力去工作。

◎ 飲食要合理。不暴飲暴食、不食無定時、不食無節制、不挑食偏食。可以多吃大豆製品、魚、水果，多喝牛奶。

◎ 保持適當運動。最好的運動是散步，這是大多數人都容易做到、容易堅持的。

◎ 保持開朗的心情。「笑一笑，十年少」，心情好了，人也不容易老。

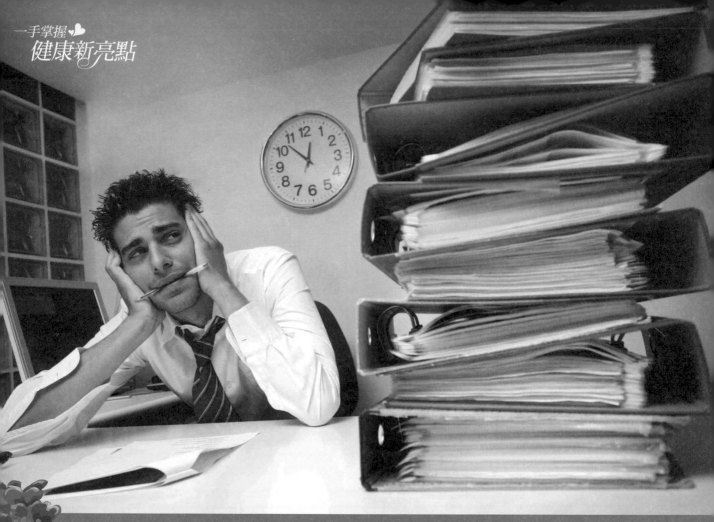

消除疲勞──阿是穴

　　工作了一天，很多人都會覺得很疲累。體力勞動多了，會有肉體上的疲勞；精神壓力大了，會有精神上的疲勞。我們針灸科的醫生，忙的時候，整天走來走去，打針、拔罐、做治療，連喝水的時間都沒有，回到家裡，常常累得連話都懶得說。此時，我就用按壓阿是穴的方法來消除疲勞。該方法操作簡單，效果也非常好，你不妨也試試。

阿是穴

◎ **取穴**：說白了，「阿是穴」就是身上被按壓時比較敏感、按壓後比較舒服的位置。這個穴位並沒有固定的位置。

◎ **手法**：疲勞的時候，可以在自己感到疲勞的地方找到相應的阿是穴，並施行點揉法。一隻手起固定作用，另一隻手的拇指壓在肌肉的壓痛處，深壓1分鐘後，再揉搓1分鐘左右即可。

◎ **中醫點評**：如果覺得自己手的力量不夠，也可以用按摩棒來代替手指按揉。

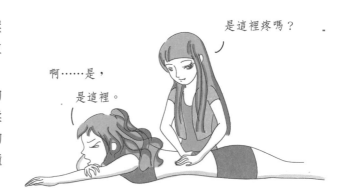

是這裡疼嗎？

啊……是，是這裡。

沒有固定位置的阿是穴

　　阿是穴，相傳是由古代著名中醫孫思邈發現的。有一次，孫思邈為病人治病，但一直不得其法。一天他無意中按到病者某處，其病痛立刻得到舒緩。孫思邈在該處周圍摸索，病者呼喊：「啊……是這裡，是這裡了。」透過對這個穴位的針灸，病者的病情好轉起來了。於是，他就把這個特別的穴位命名為「阿是穴」。

🌺 消除疲勞的其他穴位 —— 肩井穴、太陽穴

　　除了阿是穴，我們還可以按壓一些相應的穴位，效果會加倍，比如肉體疲勞的話可以選肩井穴，精神疲勞的話可以選太陽穴。

肩井穴

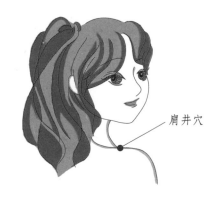

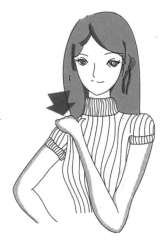

肩井穴

◎ **取穴**：肩井穴在兩側肩部肌肉正中的位置，也就是我們挑扁擔的時候（或是背帶所在的位置），扁擔在肩部壓住的地方。

◎ **手法**：按壓時雙手上舉，拇指張開和其餘四指相對呈握鉗狀，握住肩部的肌肉，拇指在前，四指在後，然後相對用力，節律性地提捏肩部肌肉。動作要由輕而重，提捏要連貫。連續提捏1至2分鐘。

太陽穴

◎ **取穴**：太陽穴的位置最容易找，就在頭部的兩側。先找到眉毛外側和外眼角的中點，平開最凹處就是太陽穴。

◎ **手法**：可以用雙手拇指輕輕按住太陽穴，順時針旋轉按壓1分鐘，再逆時針旋轉按壓1分鐘。

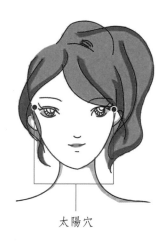

太陽穴

配合按摩

　　將雙手搓熱，用雙手小指外側按摩鼻翼兩側，再用掌心按摩臉頰部，最後閉上眼睛，用食指、中指和無名指的指腹按摩眼部及其周圍。

　　早上或晚上洗臉時，也可以用熱毛巾搓揉臉部，同樣可以使疲勞的症狀得到改善。

　　將雙腿抬起，使其與心臟處於同一水平線或高於心臟，可以促進血液循環，補充大腦氧氣，消除腦力疲勞。同時，捏捏膝蓋，再捏小腿肚子，再揉揉內外腳踝，可以使下肢的疲勞得到改善。

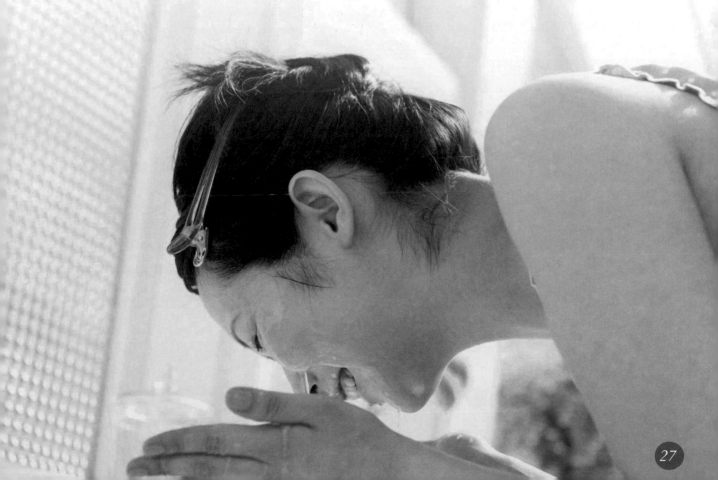

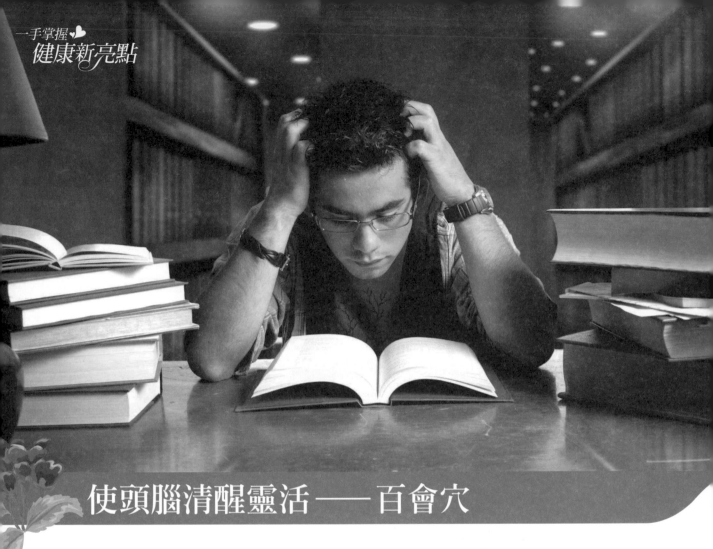

使頭腦清醒靈活——百會穴

很多人有這樣的體會：長時間看書或盯著電腦，或者長時間地思考問題，就會感到頭腦昏昏沉沉，腦子不清醒，嚴重的會漸漸出現做事丟三落四，自我感覺工作效率低下。出現這種頭昏腦漲的情形大多是由於血液循環不暢、缺氧等導致。每到這個時候，我就會按揉頭上的百會穴來讓頭腦清醒。「懸樑刺股」的故事相信大家都聽說過，說的是漢朝人孫敬，非常好學，從早到晚地讀書。因為怕自己打瞌睡，他就用一根繩子繫住頭髮，繩子另一頭拴在房梁上，一旦打瞌睡，就會被繩子拉醒。其實這種懸樑的方法刺激的就是頭頂的百會穴。

百會穴

百會穴在人體的最高點，有促進頭部血液循環和提升人體氣機（生理學名詞，泛指功能活動，用以概括各臟器器官的生理性或病理性活動）的作用。

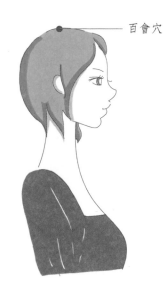
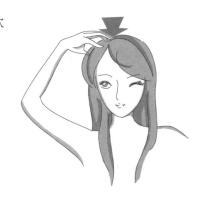

百會穴

◎ **取穴**：在我們坐位或站位的時候，兩眼平視前方，這個時候人的最高點在哪裡？這個頭頂最高點的穴位就是百會穴。我們可以把自己的雙手虎口張開，拇指壓在耳尖上，中指向上，找到兩側耳尖直上的連線和頭頂前後正中線相交的位置就是百會穴。

◎ **手法**：按壓的時候，可以用單手的食指、中指和無名指指尖按在百會穴上，慢慢用力按壓。每次按壓3至5秒，重複五次。

提神醒腦的百會穴

相傳春秋戰國時期，神醫扁鵲常年周遊於列國民間行醫。一次，他在虢國路遇虢太子病重昏迷不醒。他當機立斷用銀針在太子頭上的百會穴行針，太子果真蘇醒過來。從上面這個故事可以看到，百會穴是一個蘇醒腦子的要穴。

🌿 使頭腦清醒靈活的其他穴位 —— 印堂穴、率谷穴

除了百會穴，我們還可以按壓印堂穴和率谷穴來幫助自己清醒頭腦。

印堂穴

◎ **取穴：**印堂穴在兩個眉毛間正中的位置。

◎ **手法：**將中指放在印堂穴上，用較強的力點按十次，然後再順時針揉動20圈，逆時針揉動20圈。

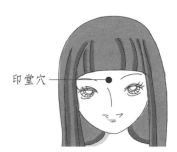

印堂穴

率谷穴

◎ **取穴：**率谷穴在頭的兩側，耳尖上約一個拇指寬度的位置。

◎ **手法：**按壓時將食指、中指和無名指一起放在率谷穴上，用較強的力點按，並順時針揉動20至40圈。

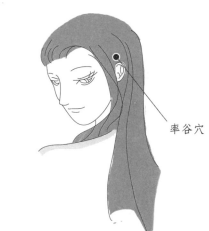

率谷穴

注意事項

　　經常出現頭昏腦漲的人，應該反省一下自己的身體狀況和生活狀況。缺氧、低血糖、低血壓、高血壓、神經衰弱、睡眠不足、貧血等都會引起頭昏腦漲。有病的要及時看醫生，沒什麼實質性疾病的則應該調整生活習慣。

配合按摩

說到底，頭部的穴位其實都有清醒頭腦的作用。除了按摩穴位外，我們還可以做一些整體的按摩。

◎ 摩頭：雙手手掌分別捂住頭的前部與頭頂，輕輕地沿順時針方向按摩1分鐘；再換一下手的位置，按逆時針方向按摩1分鐘。

◎ 按眼眶：晚上躺在床上或者中午休息時，仰臥閉目，伸出兩手中指和無名指，放在雙眼內眼角，中指在上，無名指在下，然後沿著眼球邊緣揉到外眼角。上下眼眶各做十至二十遍。

◎ 打哈欠：上班休息間隙，儘量張口，舌尖往後縮，打哈欠十次。

貼心小叮嚀

◎ 經常頭昏腦漲的人應該多曬曬太陽。陽光直射可以刺激大腦分泌興奮激素，緩解不適的症狀。
要注意的是，隔著玻璃曬太陽是沒有效果的。

◎ 保持愉快的心情有助於大腦的放鬆。學會自我排解工作、學習中的壓力，將心態放鬆，學會發洩；空閒時聽聽音樂，對於頭昏的緩解也有好處。

◎ 勤梳頭。經常梳頭能刺激頭部的穴位，使頭腦變得輕鬆。

◎ 適當地參加一些輕便的運動，如打乒乓球、慢跑、快走等，可以促進全身氣血的流通，增加腦部的供血。

◎ 在工作之餘或睡覺前，可以用熱水泡腳。

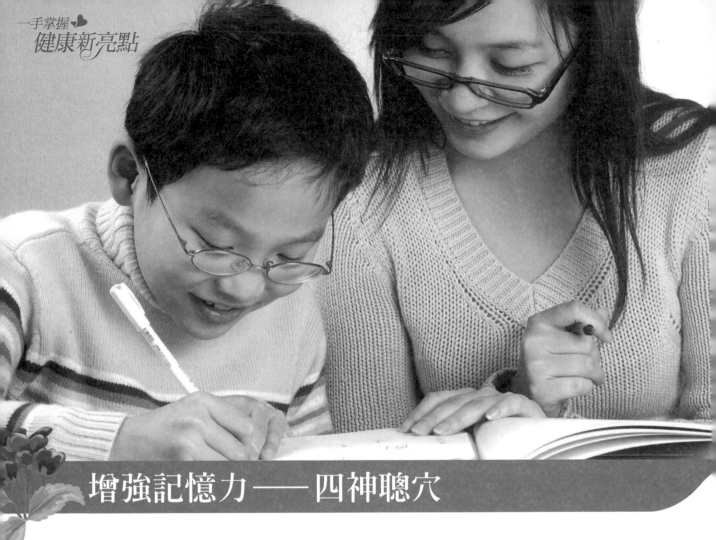

增強記憶力——四神聰穴

　　劉太太是我的一名病人，50多歲就患了中風，經過治療後，走路、說話都基本正常了。可是病後她的記憶力明顯下降，有時忘了帶鑰匙，有時說過的話很快就忘了，甚至有一次還忘了關煤氣，差一點出事情！我除了爲她進行針灸治療外，還讓她回家經常按壓一下四神聰穴。一段時間下來，她的症狀明顯好轉。其實人到中年以後，動脈硬化，血液循環不良，氧的供給量減少，腦細胞不能正常工作，主管思維的大腦皮層的作用逐漸衰退，都會出現記憶力下降的情形。按壓四神聰穴可以改善人體的血液循環，增強記憶力，讓人更加聰明。

四神聰穴

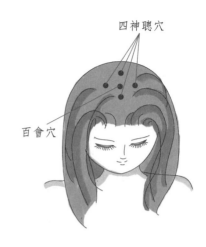

四神聰穴

百會穴

◎ **取穴**：要確定四神聰穴的位置，得先找到百會穴。在兩側耳尖直上的連線和頭頂前後正中線相交的位置是百會穴，而四神聰穴就在百會穴前後左右各一個拇指寬度的位置，共有四個穴。

◎ **手法**：我們可以用單手的中指按在四神聰穴的前點上，慢慢用力按壓，每次按壓3至5秒，再依順時針方向分別按壓其餘三個穴。一共重複五次。

醒腦開竅的四神聰穴

四神聰穴是由四個穴組成的一組穴位。中醫認為，人的思維活動都是由「神」來主宰的，所以很多帶「神」字的穴位都有使腦子靈活的作用。四神聰穴之所以得名，首先是因為它有四個穴，同時它又是一個有助於醒「神」開竅、讓人聰明的穴位。

增強記憶力的其他穴位——本神穴、神庭穴

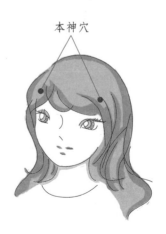

本神穴

與四神聰穴相似，本神穴和神庭穴的名字裡也有「神」字，所以按壓它們也是讓人聰明的不錯選擇，可以一起按壓！

本神穴

◎ **取穴**：本神穴在外眼角正上方，髮際正中直上約一個小指寬度的位置。

◎ **手法**：按壓時將中指放在本神穴上，用較強的力道點按十次。然後再順時針揉動20圈，逆時針揉動20圈。

神庭穴

◎ **取穴**：神庭穴在印堂穴正上方，髮際正中直上約一個小指寬度
的位置。

◎ **手法**：按壓時將中指放在神庭穴上，用較強的力道點按十次。
然後再順時針揉動20圈，逆時針揉動20圈。

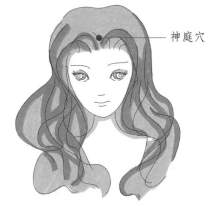

神庭穴

　　根據我的經驗，每天叩打頭部也是很好的增強記憶力的方法。頭部分布著很多穴位，輕彈叩打整個頭部，可以促進頭部血液循環，改善腦部缺氧所引起的記憶力減退。工作、學習累了，可以靜坐幾分鐘，放鬆全身、安定情緒，再閉上眼睛，舌尖頂住上顎，意識集中在小腹部，讓大腦充分休息。

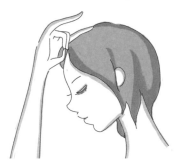

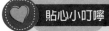 **貼心小叮嚀**

◎ 在營養均衡、作息正常、進行體能鍛鍊等大腦保健
基礎上，有規律、計畫的用腦，防止過度疲勞。

◎ 作息時間正常，以確保睡眠時間和品質。

◎ 杜絕不良嗜好，如通宵上網、沉迷遊戲、過度運動
等。

◎ 活用腦子，多複誦記憶是增強記憶力的好辦法。

可以增強記憶力的食物

◎ 核桃：中國人向來認為核桃是補腦佳品，隋唐時參加科舉考試的人就盛行吃核桃。核桃含有極豐富的亞油酸，可以促進腦部血液暢通和幫助神經系統的運作。

◎ 芝麻：芝麻不僅可以提高腦神經的功能，還有暢通血液、通便、美膚、黑髮的功能。

◎ 黃豆：黃豆的重要成分是膽鹼中的卵磷脂，是構成腦部記憶的物質和原料。黃豆還含有豐富的維生素E，能有效防止腦細胞的老化。

◎ 魚：經常吃各種魚，尤其是魚腦，可以活化人的神經細胞，改善大腦功能。

◎ 香蕉：香蕉可以提供大腦酪氨酸，使人精力充沛，注意力集中，精神穩定。

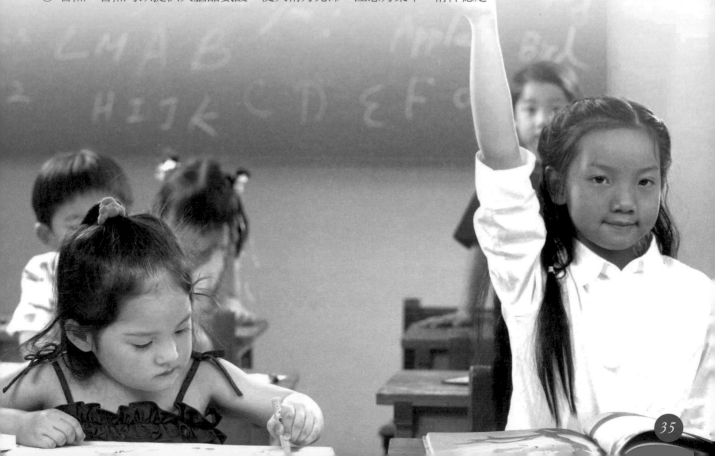

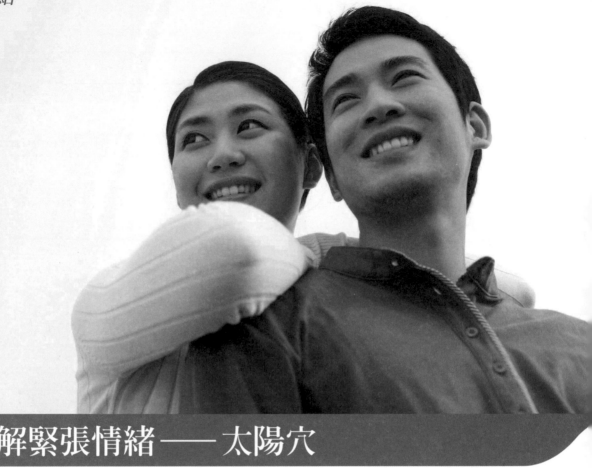

緩解緊張情緒—— 太陽穴

　　小莊是我的一個學生，成績不錯，平時做事也很認真。可是他有一個毛病—— 一到重要的場合就會緊張，連話也說不清楚，這樣一來自然給人留下不好的印象，而且愈是這樣，他就愈緊張。有一次聊天，說到這事，我告訴他試試按摩穴位的方法。後來小莊按照我的方法做了，順利地通過一次重要的應聘考試。其實，適度緊張是生命所必須的，它可以讓我們比平時更加迅速地做出各種反應。不過長時間的緊張會削弱人體免疫系統功能，引起內臟系統的紊亂，損害健康。我們的眼睛旁邊有一個太陽穴，經常按壓就可以有效緩解緊張狀態。

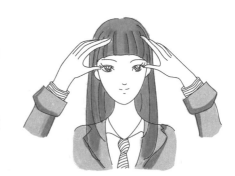

太陽穴

◎ **取穴：**找到太陽穴，先得找到眉毛外側和外眼角的中點，再平開約一個拇指寬度的地方，通常最凹陷處就是太陽穴。

◎ **手法：**按壓的時候，可以用雙手拇指按住太陽穴，適當加力，以局部有酸脹感為佳。先順時針旋轉按壓1分鐘，再逆時針旋轉按壓1分鐘。這個動作可以反復操作。

舒緩緊張情緒的太陽穴

　　太陽穴的位置是顱骨骨板最薄、骨質最脆弱的部位。在這一部位，血管分布相當豐富，其內為大腦皮層的視聽中樞，控制著人的聽覺和平衡感覺。太陽穴一旦受到暴力打擊，會使人頭暈、目眩、兩眼發黑，不能維持平衡。中國民間武術就有「一法打太陽，拳中倒地下」的說法。這個穴位是比較敏感的，用手指按壓它，可以改善腦部的血液供應，不但可以緩解緊張情緒，對頭痛、頭暈、三叉神經痛等疾病也都有治療作用。

緩解緊張情緒的其他穴位 ── 百會穴、風池穴

　　頭部還有很多穴位有緩解緊張情緒的作用，我們前面所提及的百會穴、風池穴都可以使用。

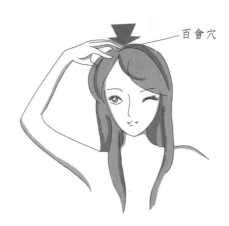

百會穴

百會穴

◎ **取穴：**百會穴的位置在前面已經說過，就在兩側耳尖直上的連線和頭頂前後正中線相交的位置（見第29頁）。

◎ **手法：**可以把右手中指放在百會穴上，從輕到重按順時針、逆時針方向各摩揉1分鐘。

風池穴

◎ **取穴**：風池穴在頸部正中大筋外緣凹陷處與耳垂齊平的位置。

◎ **手法**：按壓時將兩手拇指端放在風池穴上，其餘手指輕輕地放在枕部的兩側，用力按壓1分鐘。

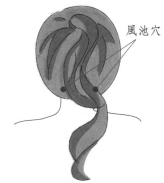
風池穴

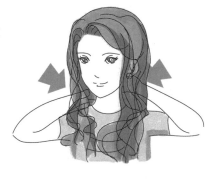

配合按摩

◎ **拿捏頸肌**：單手置於頸後，拇指指腹和其餘四指分別放在頸椎兩側，做對合用力動作，將頸肌向上提起後放鬆，反復拿捏1分鐘。

◎ **梳推頭部**：雙手手指自然屈曲呈爪狀，分別放於前髮際兩側，適當用力沿頭部的兩側梳推至頭的後髮際處，反復1分鐘。

◎ **抱肩按肘**：雙手交叉互抱肩部，按捏肩部；再互抱肘部按捏，每套動作各做三十次。

❤ 貼心小叮嚀

◎ 多參加社交活動，多與人交流，與朋友出去逛街、喝茶等都有利於緩解緊張的心情。

◎ 加強處理事情的能力，加強心理承受能力，各種能力強了，心裡有底了，就不容易緊張。

◎ 多進行戶外運動，一方面可以鍛煉身體，另一方面可以加強團體合作與互助的精神，緩解緊張的情緒。

緊張時，還有這些方法可以試試：

◎ 深呼吸法：找一個比較安靜的地方，站立，眼微閉，全身放鬆，深呼吸，同時默念「1 —— 2 —— 3」，心想：放鬆、放鬆。

◎ 扮怪臉法：找一稍偏僻的地方扮怪臉，歪嘴扭唇、抬鼻斜眼，放鬆面部肌肉。如能對著鏡子看到自己的古怪神態，一定會忍俊不禁地發出笑聲。

◎ 臨場活動法：可走動、小跑步、搖擺、踢腿；也可以雙手握緊再放開，讓全身肌肉縮緊後再放鬆，這樣緊張情緒會漸漸消失。

◎ 閉目養神法：閉目，舌抵上齶，經鼻吸氣，安定神情。可以設想一個人走在幽靜的森林裡，怡然自得的情境。

◎ 凝視法：確定一個距離較遠的明朗物體，凝神並細心地去分析、琢磨其顏色與遠近。

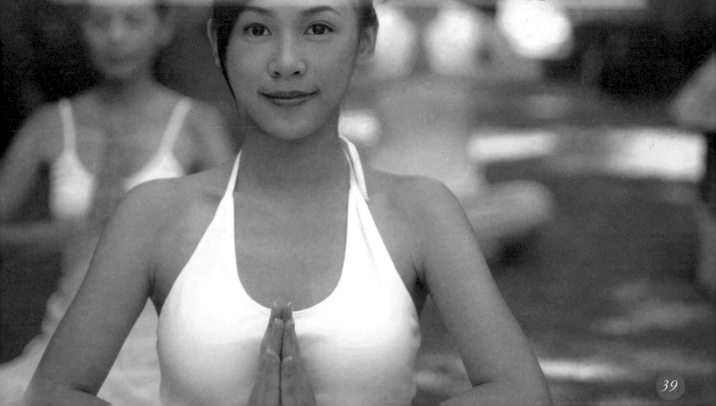

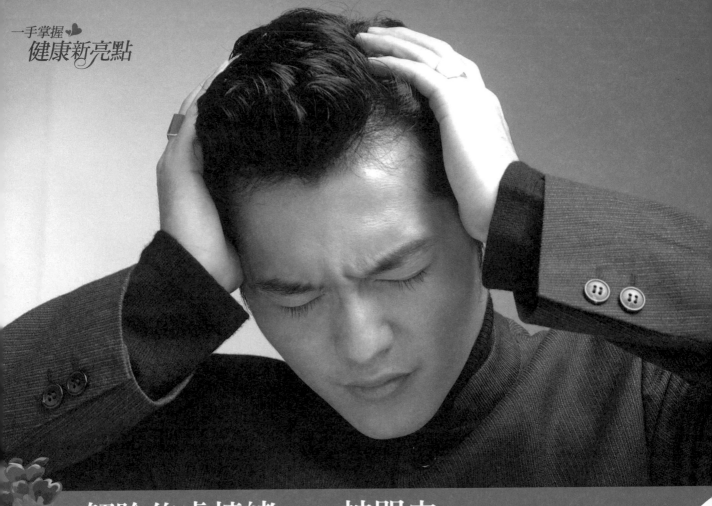

解除焦慮情緒——神門穴

　　現代人生活繁忙緊張，有的時候煩燥易怒是難免的。我們在工作中，接觸到各種各樣的病人，他們有很多這樣那樣的問題，需要我們去一一應對。「治療效果不好怎麼辦？」「會不會出現副作用？」……有的時候，恰好又遇到自己身體不好，難免會比較焦慮煩躁。這個時候，我就會按壓一下手腕上的神門穴，這是一個安神、解除焦慮的穴位。按過這個穴位後，長舒一口氣，就不會讓自己的情緒影響到我的病人。

神門穴

◎ **取穴：**神門穴在腕部手掌側的橫紋上，靠近小指的這一側，豌豆骨旁邊的一個凹陷處。簡單來說，先握拳屈腕，摸到手臂上最靠近小指一側的一根筋，神門穴的位置在這根筋近拇指方向的手腕橫紋上。

◎ **手法：**用一隻手的拇指，置於另一隻手的神門穴上，稍向下點壓用力，保持壓力不變，繼之旋轉揉動，當產生酸脹感，即爲中醫所講的「得氣」，也就是產生了治療效果。這時繼續點揉約1分鐘後緩緩放鬆以結束治療，兩手交替點揉兩側神門穴。

◎ **中醫點評：**每天不限時段、場所，均可操作。

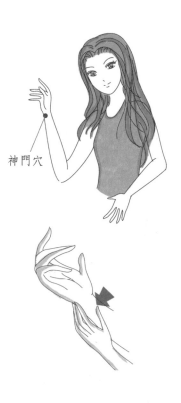

神門穴

情緒療育的首選－神門穴

　　人體手臂的內後方有一條心經，是治療情緒方面疾病的首選，比如焦慮症、抑鬱症、癲癇等。還有些人手掌總是發熱，掌心出汗，心經也可以調治。中醫有一個說法，叫「治臟者治其輸」，意思是輸穴可以治療該經臟器本身的疾病。中醫還說「五臟有疾當取十二原」，就是說五臟有病要取十二正經的原穴來治。神門穴既是心經的原穴，也是心經的輸穴，所以這個穴位的作用特別強。

解除焦慮情緒的其他穴位 —— 少沖穴、勞宮穴

同為心經的少沖穴和心包經的勞宮穴也有類似的作用。

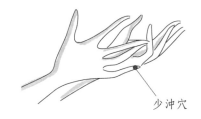

少沖穴

少沖穴

◎ **取穴**：少沖穴在小指的指甲根靠近無名指一側的位置。

◎ **手法**：按壓時用拇指和食指捏住穴位，並用拇指的指腹大力按揉少沖穴。

勞宮穴

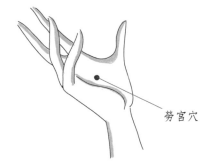

勞宮穴

◎ **取穴**：勞宮穴在手心，為握拳屈指時中指尖觸及的位置。

◎ **手法**：按壓時將對側手的拇指指腹放在勞宮穴上，像畫圈一樣用力按壓20至30秒，以感到酸脹為佳。我們還可以把一個小核桃放在手心的勞宮穴上，雙手用力握緊並使其滾動，刺激勞宮穴。

配合按摩

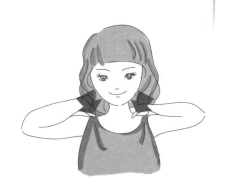

◎ **擦鼻翼**：雙手輕輕握拳，拇指微屈，用拇指外側輕輕沿鼻翼往上推，直推到眉骨，再往下拉回，反復做二十至三十次，注意力道要輕。

◎ **捏大筋**：雙手微張，各捏住兩個肩部的大筋，使勁把大筋提起，再放下，反復十至二十次，並配合深呼吸。

　　另外，配合自我放鬆訓練也可以有效緩解焦慮情緒。可靠坐在沙發上，以隨意舒服的姿勢，先緊握雙拳，將全身肌肉繃緊，然後全身放鬆，體驗緊張、放鬆的主觀感覺。然後開始放鬆訓練，由前臂開始，依次放鬆面部、頸部、肩部、背部、胸腹、四肢，每次10至20分鐘，對緩解焦慮有良好的效果。

焦慮時，可以試試下面的方法：

◎ 喝一杯熱牛奶。很多人在情緒焦躁不安的時候，喝杯熱牛奶後就容易入睡。怕胖的人可以選擇飲用低脂奶或者是脫脂牛奶。

◎ 洗個溫水浴。洗溫水浴對於緩解緊張的情緒往往有立竿見影的效果。

貼心小叮嚀

◎ 睡眠時間充足。只有睡眠充足，才能使大腦得到充分的休息，減少焦慮。

◎ 適當參加體能活動。體能活動的訓練與參與可以增強神經系統功能，提高神經系統的興奮性、靈活性，增強意志，同時可加深睡眠，改善焦慮症狀。

◎ 聽音樂。音樂可使人們被壓抑的欲望釋放出來，達到心理平衡，消除緊張焦慮。

◎ 登高遠望。若在樓上居住，焦慮時可臨窗遠眺，心情便可很快改善。

◎ 加強營養。要及時補充供應大腦能量所必需的蛋白質、醣類及多種維生素等，以增強腦功能。

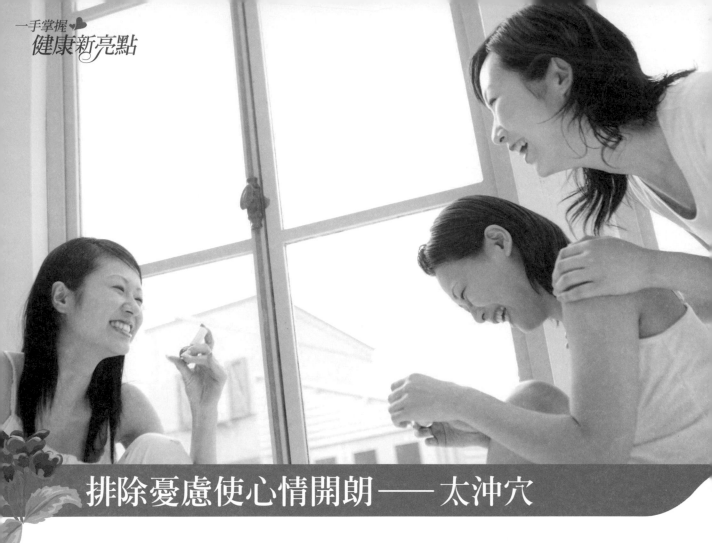

排除憂慮使心情開朗——太沖穴

　　根據美國哈佛大學的研究，消極情緒會擾亂人體的免疫系統，從而導致慢性炎症的發生。中醫認為，經常生氣或悶悶不樂會損傷人體的「肝經」，引起失眠、肢體酸痛、抵抗力下降等情況。心情不好的時候，想哭就痛哭一場。「肝之液為淚」，這是上天賜予我們每個人的自然解毒法，可以迅速化解肝毒。當然，哭也會消耗大量的氣血，大哭之後通常疲憊不堪，所以不宜總是哭哭啼啼。如果我告訴你有一種按壓穴位的方法可以讓你開心快樂，相信你一定半信半疑。其實幫助心情開朗的穴位就在我們的肝經上，其中又以太沖穴最為常用。

太沖穴

◎ **取穴：** 太沖穴在腳背上，大腳趾和第二趾蹠骨相交處略向趾尖方向的凹陷位置。

◎ **手法：** 每次生氣或心裡不痛快時，用拇指指腹按住太沖穴並下壓，緩緩加力，先按住1分鐘，再緩緩收力，放開。如此反復指壓太沖穴，每隻腳按壓三至五次，最好能按到這個穴位不再疼痛爲止。

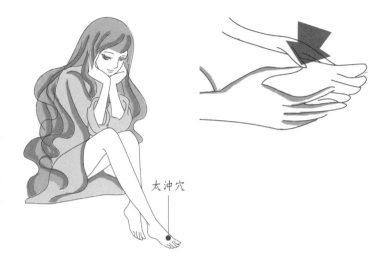

太沖穴

消氣止火的太沖穴

　　我們常用「大動肝火」來形容一個生氣的人。中醫認爲，肝爲「將軍之官」，主怒。生氣指的就是發火或鬱而不發、或乾生悶氣。人體能量在「怒」時，往往走的是「肝經」路線。太沖穴是肝經的原穴，從理論上講，原穴往往調控著該經的總體氣血。人生氣之時，肝也會受到影響，太沖穴這個肝經的原穴便會顯現出一些信號，表現爲有壓痛感、溫度或色澤發生變化。除了「消氣」外，太沖穴還常被用於治療腦血管疾病及顏面神經痲痺、月經不調、下肢癱瘓等疾病。

🌸 使心情開朗的其他穴位 —— 行間穴

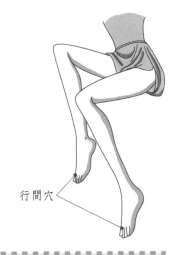

行間穴

肝經上的其他一些穴位也可以用，喜歡發火的人可以多按按行間穴。

◎ **取穴**：行間穴在大腳趾和第二趾根部之間，稍靠近大腳趾側的表面交接
處。

◎ **手法**：按壓時用拇指和食指捏住穴位，並用拇指的指尖大力按揉行間
穴。施壓時會有強烈的疼痛。每天指壓二次，每次三十下的強
烈刺激即可。太沖穴和行間穴位置相近，可以同時反復按壓。

貼心小叮嚀

這些事情應該避免

◎ 避免經常加夜班。長期作息時間不正常，會使內分泌失調，影響腺體的功能，造成情緒
低落。

◎ 避免缺乏溝通。單調的生活和工作環境會使人與群體脫節，導致缺乏集體認同感，引起
精神壓抑。

◎ 避免長期對著電腦。長期對著電腦，會使人缺少與社會的溝通和交流，導致身心疲憊。

配合按摩

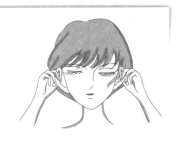

◎ 拉耳朵：閉上雙眼，用拇指和食指拉伸左、右耳朵5秒。

◎ 壓頸部：將右手放在頸部的右側，透過手的位置一點點地改變，按
壓頸部側面的各個部位。另一側也做同樣的按壓。

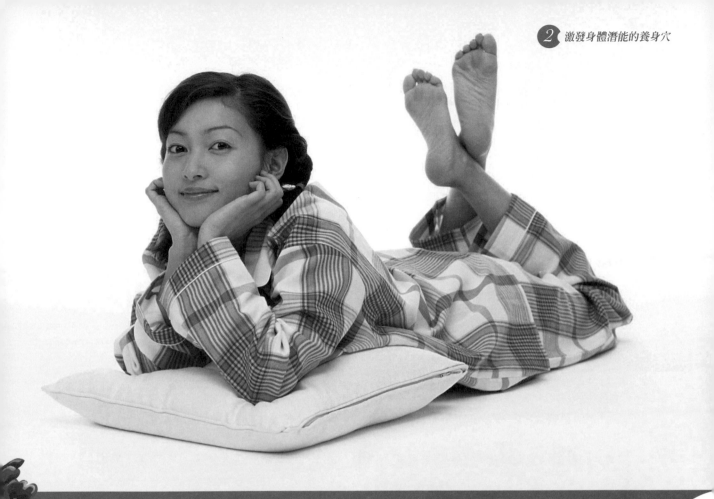

促進睡眠 —— 安眠穴

　　我在工作的時候，經常會遇到一些失眠的病人，他們常常向我述說自己失眠的痛苦：晚上輾轉反側，白天頭昏腦漲，日子久了還有神經衰弱。有的人養成了長期吃安眠藥的習慣，一開始有用，但到後來原來的藥量就不夠了，必須加量才可以入睡。而且安眠藥吃多了，白天也沒有精神，還有副作用。所以，幾乎每個有失眠煩惱的病人都很願意嘗試我推薦的按摩療法，每天就寢前點按安眠穴，做一些保健操。一段時間下來，效果很不錯。

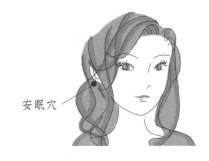

安眠穴

安眠穴

◎ **取穴**：用手摸到耳朵後面的一塊塊硬骨，硬骨下面有一小坑兒，此坑兒即為中醫所講的安眠穴。

◎ **手法**：用食指輕輕按摩安眠穴，順便按摩脖子兩邊的「大筋」，最後再把食指輕按在這個穴位上，之後就會不知不覺地去見「周公」啦。

經外奇穴的安眠穴

安眠穴，從名字上一聽就知道是治療睡眠品質不佳的穴位。這個穴位是一個「經外奇穴」，主要的作用就是讓人睡覺。此外，如果是因為疾病引起的失眠，應該先解決這些原發病。在這些疾病中，失眠多表現為伴發症狀，原發病治好了，失眠一般均能康復。

促進睡眠的其他穴位 —— 神門穴、大陵穴

除此之外，心經上的原穴神門穴和心包經上的原穴大陵穴也有助於睡眠。

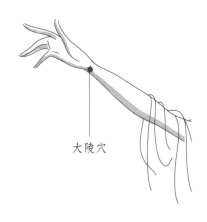

大陵穴

◎ **取穴**：神門穴在手腕上，握拳屈腕，摸到手臂上最靠近小指一側的一根筋，神門穴的位置在這根筋靠近拇指方向的手腕橫紋上（見第41頁）。

大陵穴也在手腕上，在腕部掌側橫紋正中的位置。

◎ **手法**：這兩個穴位比較接近，可以同時按，也可以分別按。一般用拇指尖點按，每穴1分鐘。兩個手腕的穴位都按壓到效果會比較好。

配合按摩

◎ 梳前額：將右手的食指彎曲，用食指第二節靠近拇指一側，自兩眉頭中間開始，向髮際方向來回刮壓，以使局部有輕度酸脹感為度。來回操作1至2分鐘。

◎ 摩腳心：當你躺在被窩裡難以入眠時，將一隻腳的腳心放在另一隻腳的大腳趾上，做來回摩擦的動作，直到腳心發熱，再換另一隻腳。這樣交替進行，你的大腦注意力就集中在腳上，時間久了，人也累了，有了睏意，就會想入睡了。腳心部位就是湧泉穴。如果長期堅持，還能起到保健作用。

 貼心小叮嚀

這些事情應該避免

◎ 避免臨睡前吃東西。如果臨睡前吃東西，腸胃又要忙碌起來，身體其他部位也無法得到良好休息，不但影響入睡，還有損健康。

◎ 避免睡前用腦過度。睡前用腦過度，會使大腦處於興奮狀態，即使躺在床上也難以入睡，時間長了，還容易失眠。

◎ 避免睡前情緒激動。人的喜怒哀樂都容易引起神經中樞的興奮或紊亂，使人難以入睡。

◎ 避免睡前說話。說話容易使大腦興奮，思想活躍，從而影響睡眠。

◎ 避免睡前飲濃茶、喝咖啡。濃茶、咖啡屬刺激性飲料，含有能使人精神處於亢奮狀態的咖啡因等物質，睡前喝了易造成入睡困難。

◎ 避免久臥不起。中醫認為「久臥傷氣」，睡眠太多，會出現頭昏無力、精神委靡、食慾減退。

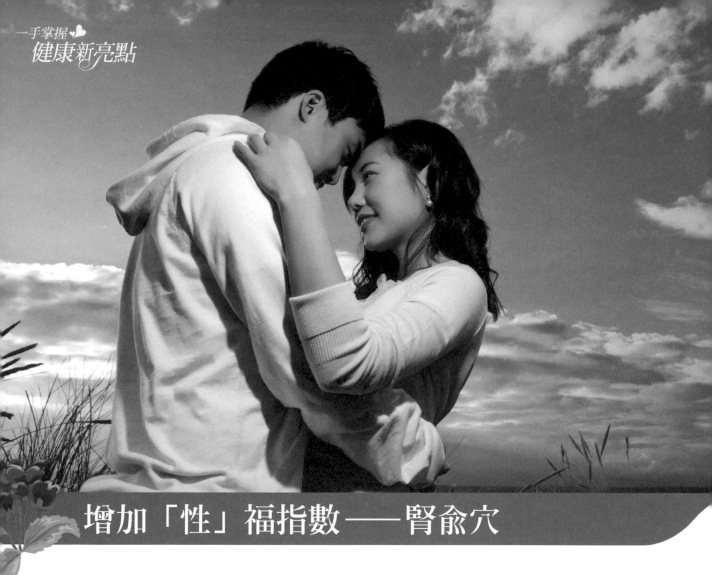

增加「性」福指數——腎俞穴

　　性，不僅僅是繁衍後代之用，而且也是現代人幸福感的一個重要組成部分。相關專家做過統計，由於現今社會生活和工作壓力的加大，許多人已經不同程度地感覺自己缺乏「性」福感，而這其中大多數人是由於受到一些外在或內在因素的影響，造成暫時性功能失調。另外，還有一種普遍的認識，就是一些中老年人感覺自己的性功能一年不如一年，認為性愛只是年輕人的事，根本沒有想過，其實保養得法，性愛可以陪伴終身。經常按摩身體上的腎俞穴，能讓你的「性」福不再遙遠。

腎俞穴

◎ **取穴：** 要找到腎俞穴，就要先摸到
兩側肋骨的下緣，在該水平
脊椎的兩旁一個半拇指寬度
的位置就是腎俞穴。

◎ **手法：** 按壓腎俞穴的時候，兩手叉
腰，兩個拇指端放在腎俞穴
上，其餘手指輕輕地放在腰
部的兩側，用力按壓5秒，以
感到酸脹為佳。重複五次。

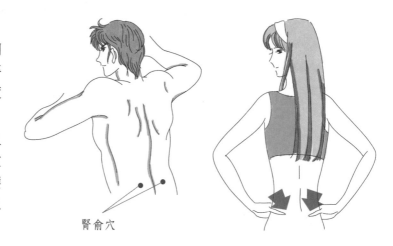

腎俞穴

腎臟精氣的主穴—腎俞穴

　　中醫認為，性功能不好的原因是「腎虧」，而治療「腎虧」最常用的穴位就是腎俞穴
了。腎藏精，腎虧以腎精不足為主要症狀。一般症狀有精神疲乏、頭昏、耳鳴、健忘、腰
酸、頭髮早白等，男性會出現遺精、陽痿等，女性會出現月經減少、白帶清稀等現象。腎俞
穴是腎的「背俞穴」，是腎臟精氣在背後聚集的地方，按壓它可以改善腎臟精氣不足的情
況。

貼心小叮嚀

這些事情應該避免
◎ 避免濫用藥物。長期服用某些藥物會影響性器官的血液供應。
◎ 避免煙酒過量。長期離不開煙酒，會導致性功能減退，而且影響生育功能。
◎ 避免長時間桑拿。長時間熱水浴會降低生殖器官的敏感性，導致性功能障礙。

🌸 增加「性」福指數的其他穴位 —— 太溪穴、關元穴

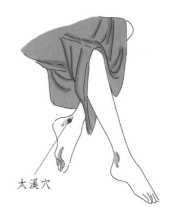

太溪穴

除腎俞穴外，經常刺激按壓太溪穴和關元穴也有補腎的作用。而且腎俞穴、太溪穴、關元穴這三個穴位都可以用艾條熏烤，從而讓效果加倍。

太溪穴

◎ **取穴**：太溪穴在內踝和腳後跟腱之間的凹陷處。

◎ **手法**：按壓時將兩個拇指重疊在一起，讓身體的重量透過手指按壓在穴位上，左右交替按壓。每天晚上睡覺之前按壓5分鐘。

關元穴

關元穴我們在前面就提到過，是身體上一個重要的穴位，可以強身健體。

◎ **取穴**：關元穴的位置在肚臍下面，食指、中指、無名指和小指四指併攏寬度的位置（見第20頁）。

◎ **手法**：每晚臨睡前先將掌心搓熱，以關元穴為中心，作圈狀按摩。按摩前可以在局部塗抹些潤膚乳、按摩油之類的潤滑劑。如果夫妻之間互相按摩，效果會更好。

💗 貼心小叮嚀

◎ 多鍛鍊身體。身體強壯了，才可進行更多的嘗試和探討。

◎ 良好的溝通、溫潤的感情和愉悅的心情都是美滿性生活的前提。

◎ 營造柔美的環境。無干擾的環境、柔和的光線、適宜的衣著、輕柔的音樂等都是刺激性慾的好幫手。

配合按摩

◎ 摩腳心：每天晚上泡完腳後，將腳擦乾，手搓熱，用左手中間三指按摩右腳心，再換右手按摩左腳心，左右交替按摩，各按摩六十次。夫妻雙方可以互相按摩對方的腳心，也可以採用拇指按壓的方法。

◎ 拍腰：用手掌輕輕拍打腰部兩側，力道不要太重，以能感受到震動為度。每側拍打一百次左右即可。

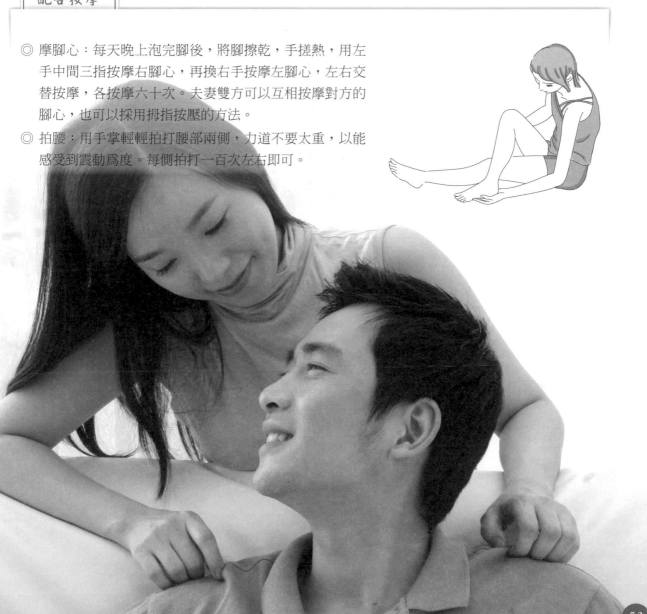

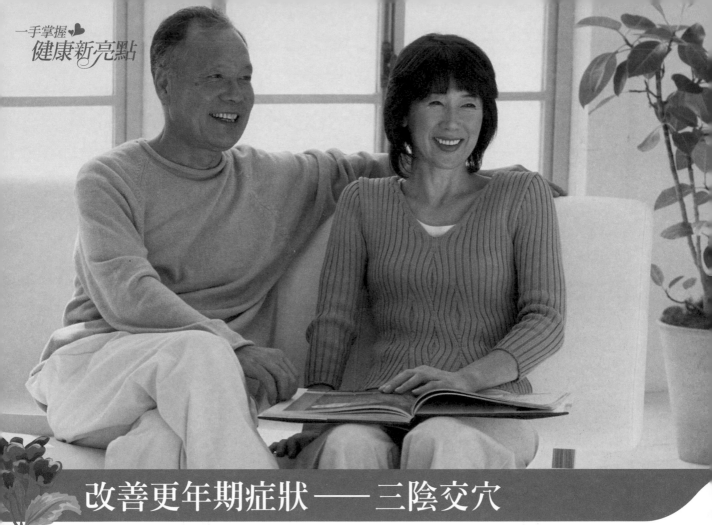

改善更年期症狀——三陰交穴

　　我在門診的時候，常常遇到一些中年婦女因爲腰背酸痛、面色潮紅、心悸、失眠、抑鬱、多慮、情緒不穩定、易激動等症狀來看病。一問病史，往往是因更年期綜合症所引起的。更年期綜合症是人體內雌激素水平下降而引起的一系列症狀，大多數婦女由於卵巢功能減退比較緩慢，機體自身調節和代償足以適應這種變化，所以僅有輕微症狀。而有一些人卻不適應這種變化，從而出現一系列程度不同的症狀。中醫治療對更年期綜合症的人有很好的效果，而每天按壓三陰交穴就是我經常推薦給這些中年婦女的良方。

三陰交穴

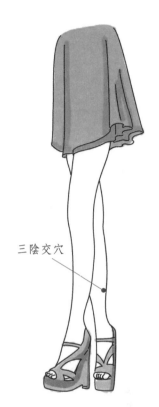

三陰交穴

◎ **取穴：**找三陰交穴，需要先找到內踝尖，把除拇指外的四個手指併攏，以這四個手指的寬度向膝蓋方向量，小腿骨後面的凹陷就是三陰交穴。

◎ **手法：**按壓的時候，用單手的拇指尖按在三陰交穴上，慢慢用力按壓。如果感覺到力量不太夠，可以用力向骨頭的方向按，這樣刺激更大，效果也更好。

調肝補腎的三陰交穴

三陰交穴的意思是指足部的三條陰經，即脾經、肝經、腎經這三條陰經的氣血交會於此穴，故名三陰交穴。中醫認為，更年期的婦女多為陰虛，所以使用三陰交穴治療更年期症狀非常合適。三陰交穴應用廣泛，可健脾益血，也可調肝補腎。

更年期婦女養生應該做到「三要」

◎ 一要保持樂觀、愉快的心情。良好的情緒可以使人精神飽滿、精力充沛、食欲增強、睡眠安穩、生活充滿活力，這對提高抗病能力、促進健康、適應更年期的變化大有裨益。

◎ 二要注意飲食營養。多吃粗糧（小米、麥片等）、豆類、瘦肉、牛奶、綠葉蔬菜及水果等；少吃鹽（以普通鹽量減半為宜）；避免吃刺激性食品，如酒、咖啡、濃茶、胡椒等。

◎ 三要加強體能鍛鍊。提倡跳舞、慢跑和散步。跳舞不僅能保持關節靈活，防止骨質疏鬆，還能使心情愉悅；散步和慢跑都是有氧運動，可以促進骨骼強健，減肥健身。

改善更年期症狀的其他穴位 —— 血海穴

更年期症狀嚴重的婦女多半也有血虛的情況，還應該補血，所以補血的血海穴可以一起按壓。

◎ **取穴**：血海穴在膝蓋內上側。可以屈膝成盤腿狀，用對側的手掌心蓋住膝蓋正中，拇指和食指成45°，拇指尖所在的位置就是血海穴。

◎ **手法**：按壓時將拇指端放在血海穴上，用力按壓5秒，以感到酸脹為佳。重複五次。

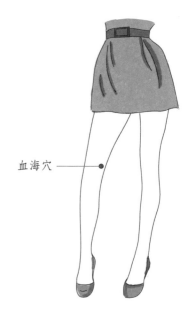

血海穴 ——

配合按摩

◎ **按手心**：將一手握實拳，以手指關節或手掌關節按揉另一手的手心，直到感到被按的手心發熱，再換另一隻手，交替按摩。

◎ **揉前額**：心情鬱悶時，張開雙手，拇指與其餘四指相對；雙手交於前額，四指指端貼住前額，拇指貼於耳前太陽穴處，然後四指指腹慢慢按壓、點揉，由額前正中向兩側拇指靠近。反復操作幾分鐘，感覺頭腦清爽後即可停止。

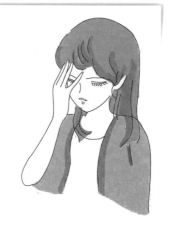

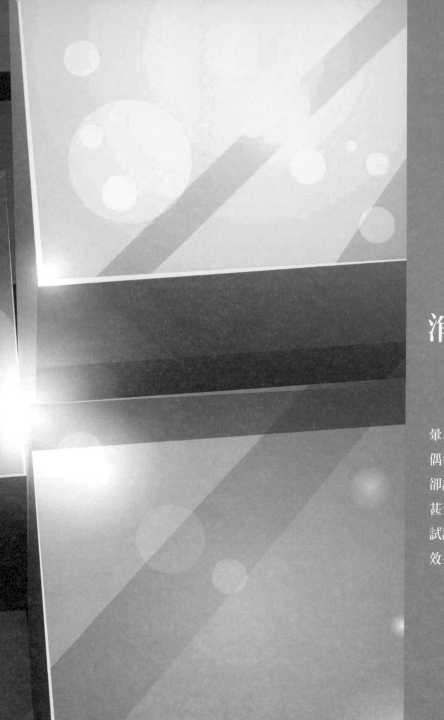

3

消除身體不適的
特效穴

暈車、打嗝、醉酒⋯⋯
偶爾的不適雖然沒有什麼大礙，
卻讓你的健康大打折扣，
甚至大傷腦筋。
試試立竿見影的特效穴按摩，
效果一定超出你的想像！

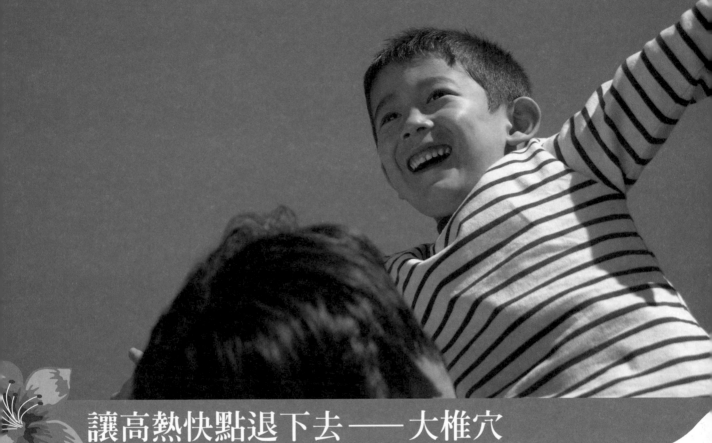

讓高熱快點退下去——大椎穴

　　有一次上班，我感覺到自己全身酸痛，還頭部脹痛，拿了溫度計一量，哇！39℃！可是還有好多病人在等著我看病呢！在看完病人後，我讓我的學生在我的大椎穴拔了一個火罐。留罐10分鐘後，大椎穴的皮膚已經變成黑色了。當時的我出了一身汗，下午回去睡了一覺，第二天就又能上班了！當然，引起發熱的原因有很多，解決發熱症狀主要還是靠治療原發病。但我們在使用藥物治療的同時或還來不及看醫生的時候，不妨試著用刺激大椎穴的方法來緩解發熱症狀。

🌸 大椎穴

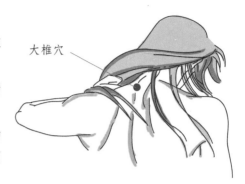

大椎穴

◎ **取穴**：低頭，從後髮際沿著頸部後正中線向下，先摸到頸椎最突起處，在頸椎下的凹陷就是大椎穴。

◎ **手法**：遇到家中小孩或者親人朋友發熱時，就可以用中指指腹向下按壓大椎穴，並以畫圈的方式按摩2分鐘。

◎ **中醫點評**：還可以用刮痧的方法。這是很多老年人都知道的一種古老的退熱法，就是用湯匙蘸點茶油，刮到皮膚發紅發黑，然後會出一身汗，熱度就退了。家裡環境許可的話，拔個火罐，留10分鐘，也有很好的效果。

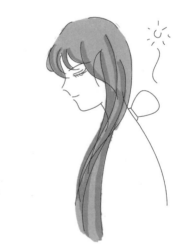

清瀉解熱的大椎穴

　　大椎穴是以人體解剖學名稱來命名的。「經穴釋認匯解」認為：「穴在第一椎上凹陷處，因其椎骨最大，故名大椎。」大椎穴在督脈上，是督脈和人體的各條陽經相交點，除能調節本經經氣外，還可調節六陽經經氣，是清瀉各條陽經中的邪熱的重要穴位。

🦟 Tips

　　人體發熱的原因很多，如果是長時間發熱不退，便應該到醫院就診以確明病因。如發熱伴隨短時間內的身體消瘦或身上經常出現淤青、出血點的情況時，便有可能是某些腫瘤所引起的，應該及時到腫瘤科或血液科就診；經常出現的低熱（低於38℃），有可能是結核病引起的，也應該予以重視。

🌸 幫助退熱的其他穴位 —— 風池穴、太陽穴

發熱的時候，還可以一起使用風池穴和太陽穴。

風池穴

◎ **取穴**：風池穴的位置在頸部正中大筋外緣凹陷處與耳垂齊平的位置（見第38頁）。

◎ **手法**：將兩手拇指端放在兩側風池穴上，其餘手指輕輕地放在枕部的兩側。拇指抵住風池穴，上下滑行按壓2分鐘。

太陽穴

◎ **取穴**：太陽穴的位置大家都知道，在眉毛外側和外眼角的中點平開最凹處（見第37頁）。

◎ **手法**：用雙手拇指按住太陽穴，先順時針旋轉按壓1分鐘，再逆時針旋轉按壓1分鐘。也可以在太陽穴刮痧。

配合按摩

用食指中節偏姆指的這一側，從前額正中開始刮到兩側的太陽穴，連續刮二十至三十次，也有疏散風熱的作用。

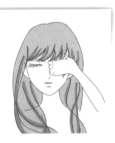

貼心小叮嚀

◎ 多飲一些溫開水，既有利於出汗退熱，同時也可以補充因發熱而損失的水分。

◎ 工作與休息應適度配合，保持樂觀情緒，以利於疾病的治療。

◎ 發熱時應該吃一些清淡、富於營養而又容易消化的食物。

◎ 出汗後要注意保暖、避風，防止感冒。

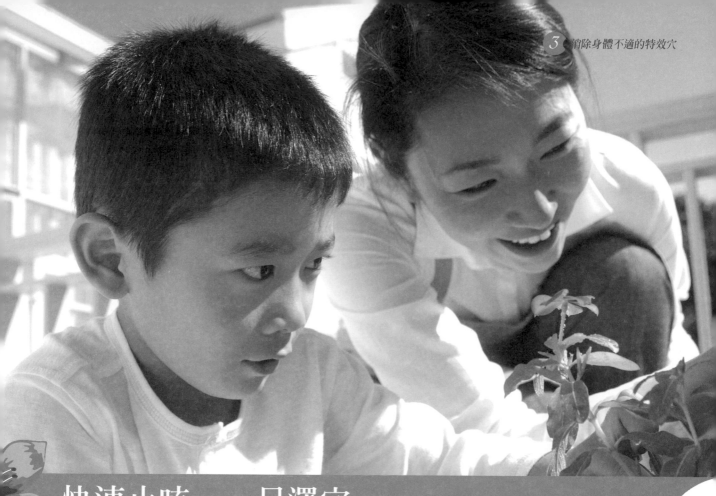

快速止咳——尺澤穴

　　幾乎每個人都有過咳嗽的體會，感冒了會咳嗽，吃東西嗆了會咳嗽。咳嗽是最常見的一種應激性反應（生物學名詞，是一種全身性的適應性反應；可意指人體受刺激後的反應）。患感冒時常常會伴隨有咳嗽，咳嗽是爲了把痰液從氣管裡排出而使呼吸道通暢。在這種情況下，不能用強迫的方法止咳，而應該想辦法消除痰液和呼吸道的炎症。但有的時候喉嚨癢癢的，卻沒有什麼痰液，就是忍不住要咳嗽，這種乾咳是人體對於外界環境的一種過敏反應。這個時候，我們就可以用點按尺澤穴的方法來緩解這種不適。

🌸 尺澤穴

◎ **取穴**：尺澤穴在肘部內側，曲肘時出現的橫紋
上，正中大筋靠近拇指側的凹陷中。

◎ **手法**：咳嗽的時候在尺澤穴上很容易就能找到壓
痛點。這時你可以將對側手的拇指尖按在
尺澤穴上，慢慢用力按壓。每次按壓3至5
秒，重複五次，就能快速緩解咳嗽。

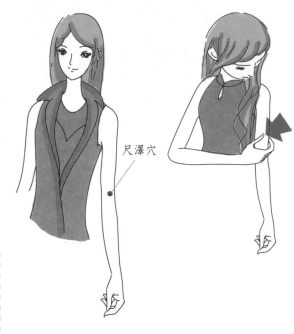

尺澤穴

與呼吸系統療育有關的尺澤穴

　　古人以腕後至肘為1尺，前臂稱「尺
部」；澤指沼澤，低凹處。同時這個穴是肺
經的合穴，五行屬水，水當潤澤，位於尺
部，故命名為「尺澤」。尺澤穴可以治療咳
嗽、咳痰、氣急等呼吸系統的疾病。

♥ 貼心小叮嚀

這些事情應該避免

◎ 嗜好煙酒，喜歡吃很辣、很甜的食物，都
可導致咳嗽遷延不癒。

◎ 如果是對某些物質，如花粉、油漆等過敏
引起的咳嗽，則應該盡可能避免和這些物
質接觸。

治咳小偏方

冰糖貝母燉梨
將梨500克去皮，對半
切開，去核。將貝母粉（大
約6克即可）和冰糖填入去了核
的空隙中，放在碗內蒸熟。早一半
，晚一半，吃梨肉，喝湯。本
法對於秋季的乾咳，治療
效果最好。

🌸 快速止咳的其他穴位 —— 中府穴

肺經還有一個募穴 —— 中府穴，也有治療咳嗽的作用。

◎ **取穴**：中府穴在從鎖骨外側最突出的部位往下兩根手指寬度的位置。

◎ **手法**：按壓時用對側手的食指、中指和無名指按住穴位，順時針轉圈摩壓5秒，再按壓5秒，重複五次。

以上穴位和按摩線路除了按壓外，也可以用吹風機吹，但吹風機不能靠得太近或離得太遠，以穴位周圍都感到溫暖為度。

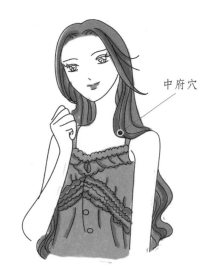

中府穴

配合按摩

四指併攏，滑動按壓前臂內側，雙手腕內側面略靠近拇指側，過尺澤穴，一直按壓到肩關節前部。

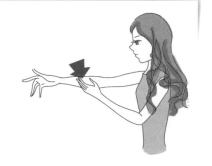

🌸 不能輕忽的咳嗽現象

長時間咳嗽一定要去看醫生，如果伴隨體重減輕甚至咳血的情況，則要當心肺結核甚至是肺部腫瘤的可能性。

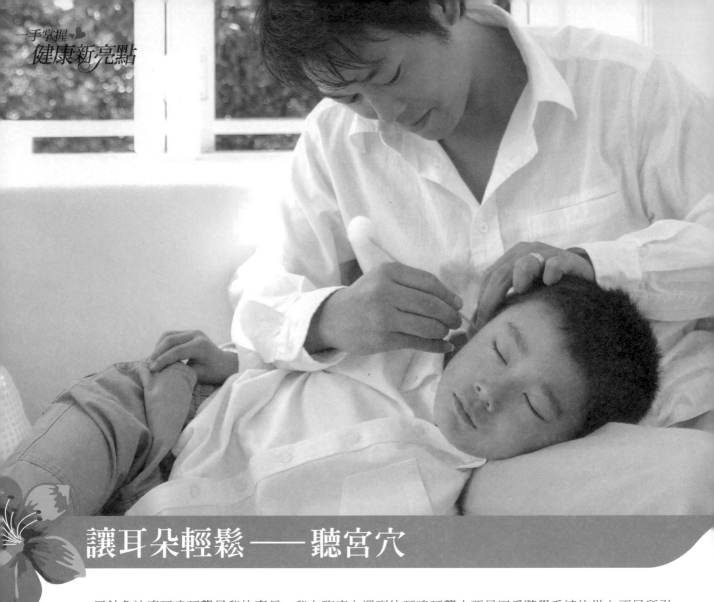

讓耳朵輕鬆 —— 聽宮穴

　　用針灸治療耳鳴耳聾是我的專長。我在臨床上遇到的耳鳴耳聾主要是因為聽覺系統的供血不足所引起的，有些老年人患有高血壓、動脈硬化及頸椎病，也經常會感覺耳鳴。正常人有些時候疲勞了，偶爾也會有耳鳴的情況出現，「嗡嗡嗡」的。雖說這種耳鳴持續的時間不長，但是發作起來挺難受的。耳鳴的時候，刺激一下耳部的聽宮穴，可以促進局部氣血的流通，改善耳鳴和聽力下降的症狀。

🌸 聽宮穴

◎ **取穴**：聽宮穴的位置在耳屏正中的前方，張開嘴巴的時候是凹陷的，閉上嘴巴的時候是塊突起的骨頭。

　　　　耳門穴的位置在聽宮穴的上方，耳屏上端的前方。

　　　　聽會穴的位置在聽宮穴的下方，耳屏下端的前方。

◎ **手法**：耳鳴發作時，可以同時按壓耳前三穴。微微張開嘴，將雙手的食指、中指和無名指的指尖分別放在這三個穴位上，慢慢用力按壓。每次按壓3至5秒，重複五次。

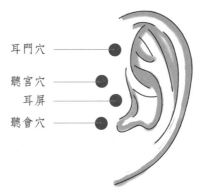

耳門穴
聽宮穴
耳屏
聽會穴

改善耳鳴與聽力的聽宮穴

　　聽宮穴，一看穴名就知道是和人的聽力有關。它在耳朵的正前方，內部就是耳道，和同在此處的耳門穴和聽會穴統稱為耳前三穴。刺激這組穴位，可以直接疏通耳朵的氣血，改善耳鳴和聽力下降的症狀。

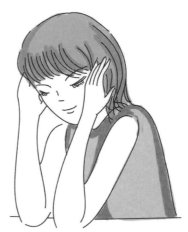

✿ 讓耳朵輕鬆的其他穴位 —— 完骨穴

對付耳鳴時，除了這三個穴位外，我們還可以按壓耳後的完骨穴。

完骨穴

◎ **取穴：**把耳郭壓平，最後端碰到的骨頭直下的凹陷處就是完骨穴。

◎ **手法：**把兩手拇指端放在完骨穴上，其餘手指輕輕地放在枕部的兩側，用力按壓5秒，以感到酸脹為佳。重複五次。

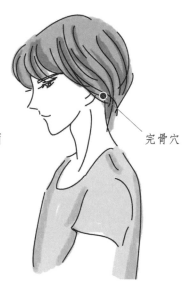

完骨穴

配合按摩

平時進行一些保健按摩，可以有效防止耳鳴的發生：

◎ **鳴天鼓：**兩手的掌心分別按在兩個耳孔上，使耳道和外界空氣隔絕，手指放在腦後，以食指指腹按在中指的背面，用力彈打，發出「咚咚」般的聲音，連續彈擊二十次。

◎ **通耳道：**用掌心緊按耳道，快速而有節律地進行鼓動。連續做三十至四十次。

◎ **彈耳蓋：**用一隻手將耳朵從外側向內側壓蓋，然後用另一隻手的食指敲擊耳朵根部，使耳朵中聽到銳利的金屬聲。連續彈十五至二十次。

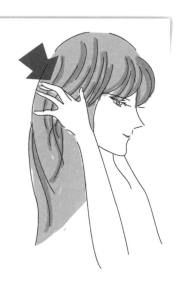

不能輕忽的耳鳴現象

耳鳴很可能是一些疾病的症狀，如頭顱外傷、雜訊或爆震傷、聽神經瘤及中風等。患有持續耳鳴，特別是單側持續耳鳴的病人，一定要請專科醫生診治，做一些相關的檢查。

♥ 貼心小叮嚀

◎ 多吃含鋅的食物，如魚、牛肉、雞蛋、海產品等對預防耳鳴有效。

◎ 注意休息。睡眠時間太少也可能加重耳鳴的症狀。

◎ 平時不要用手指甲或尖銳的物體挖耳朵，這樣可能會損傷耳朵，使耳鳴症狀加重。

◎ 不要長時間戴耳塞聽音樂，否則也容易導致耳鳴。

◎ 經常處於嘈雜的環境中也會導致耳鳴，或使原來就有的耳鳴症狀加重。

◎ 經常食用高脂食物會增加血液中脂肪的濃度，引起動脈供血不足，導致耳鳴。

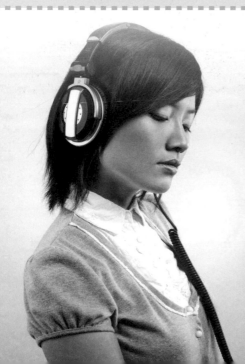

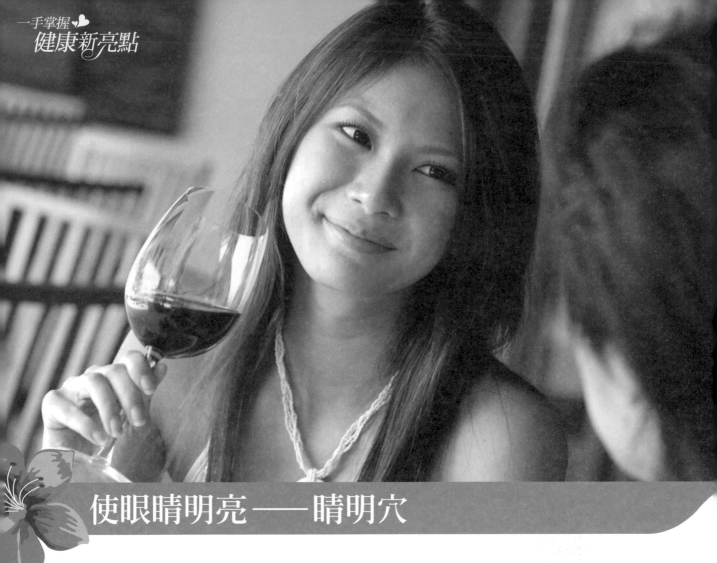

使眼睛明亮——睛明穴

　　人們都說眼睛是心靈之窗，但是現在的小孩學習負擔過重，又不注意保眼常識，視力是愈來愈差了，很多孩子早早地就戴上了眼鏡。工作的白領們也整天圍著電腦轉，時間長了就影響視力，覺得眼乾、疲勞，心靈的窗戶不再明亮。由於工作的原因，我也經常需要使用電腦來寫點東西。長時間盯著電腦螢幕後，眼睛就會覺得特別疲勞，這個時候我會按摩一下眼睛周圍的睛明等穴位，很快就會感到神清氣爽！

🌸 睛明穴

◎ **取穴**：睛明穴在眼內角和鼻子根部之間略向上的凹陷處。

◎ **手法**：看書學習時感覺眼睛疲勞了，也可以配合一下眼睛活動保健操（見第70頁），用拇指與食指的指尖按揉左右兩個睛明穴。手指可以做小幅度的上下動作。每次按壓20至30秒。

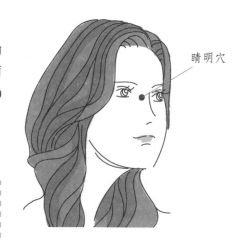

睛明穴

使眼睛明亮、消除疲勞的睛明穴

睛明穴顧名思義，就是可以使眼睛明亮的穴位。該穴對於視力模糊、眼睛疲勞等症狀都有比較好的治療作用。還記得我們提過的眼保健操嗎？有一節就是「擠按睛明穴」（可參見作者另一本著作《就是不藥痛》，葉子出版）！這是一個治療眼睛疾病的重要穴位。

貼心小叮嚀

◎ 多吃富含維生素A、胡蘿蔔素的食物，如動物肝臟、乳製品、蛋類、胡蘿蔔、甜薯等。

◎ 有些運動對鍛煉眼睛有比較好的作用，如打乒乓球和羽毛球。放風箏也是一項比較好的活動，在遙望遠方的風箏的時候，疲勞也會隨著它一起飄向遠方。

◎ 用一塊熱毛巾，敷在雙眼的外面，5分鐘就可以起到緩解疲勞的效果。

🌸 使眼睛明亮的其他穴位 —— 攢竹穴、四白穴

眼睛周圍還有一些穴位，如攢竹穴和四白穴，也是使眼睛明亮的好幫手。

攢竹穴

◎ **取穴**：攢竹穴位於眉毛的內側，在兩個眉頭的凹陷處。

◎ **手法**：用食指的指尖點住穴位，呈圈狀反覆按揉。每次按壓20至30秒，以感到酸脹為佳。

四白穴

◎ **取穴**：四白穴在眼眶下緣正中直下一橫指的凹陷處。

◎ **手法**：用食指的指尖點住穴位，呈圈狀反覆按揉。每次按壓20至30秒，以感到酸脹為佳。

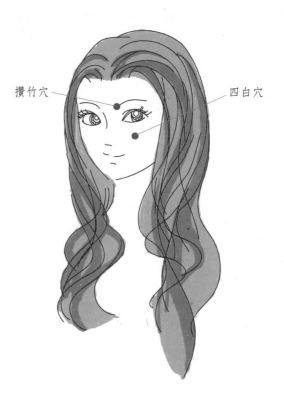

攢竹穴　　　　四白穴

配合眼睛活動操

長時間用眼的人，經常做這個操，可以減少眼部疲勞的症狀。

保持臉部不動，先閉緊雙眼，用力閉5秒，然後睜大眼睛，目視前方3秒，再將眼球分別向上下左右移動，在到末端的時候，停留2至3秒。

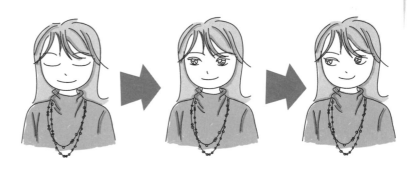

閉眼　　　　用力睜眼　　　　活動眼球

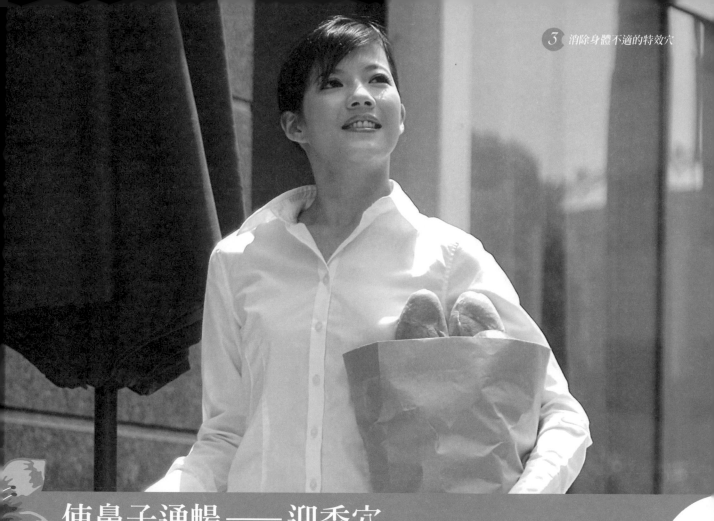

使鼻子通暢──迎香穴

　　感冒最容易引起鼻塞。白天還好，就是說話時比較難受；但到了晚上睡覺時可就痛苦了，鼻子塞住後，就要用嘴巴呼吸，無論怎樣的姿勢都很難入眠，翻來覆去，嚴重響睡眠。冰冷且沒有經過鼻腔過濾的空氣會使喉嚨和氣管的黏膜也充血水腫，加重呼吸道的炎症。特別是小孩子，感冒鼻塞了，睡也睡不好，半夜都會哇哇大哭，家長看了心疼，卻無能為力。這個時候可以按壓迎香穴，快速緩解鼻塞的症狀。

　　有事沒事挖鼻孔的壞習慣會損傷鼻黏膜，甚至引起鼻腔內的感染。此外，滴鼻子的藥水必須在醫生的指導下使用，長期使用滴鼻劑有時反而會加重鼻腔的症狀。

🌸 迎香穴

◎ **取穴**：迎香穴在鼻翼根部的凹陷處。

◎ **手法**：感冒鼻塞時，用雙手的食指指端按壓在迎香穴上，慢慢用力做旋轉按壓。按壓20至30秒後就會感覺鼻子通氣多了。

◎ **中醫點評**：迎香穴位置比較小，可以用牙籤的鈍頭或比較鈍的小棒，代替手指進行按壓。

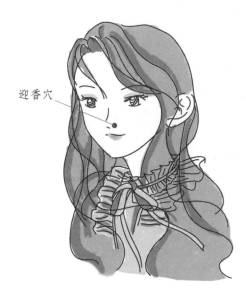

迎香穴

通鼻聞香的迎香穴

　　迎香穴的主要作用就是通鼻子。古人給它取這個名字就是因為鼻子不通的時候不聞香臭，按了這個穴位以後發現可以聞到香味，就叫它「迎香穴」。鼻子過敏打噴嚏，也可以用這個穴位來治療。

Tips

◎ 用加1%至2%食鹽的淡鹽水沖洗鼻腔，有消炎、殺菌和促進鼻黏膜收縮的作用。沖洗的時候應該注意不要把鹽水灌到耳朵中。

◎ 把鼻子放在熱水杯的蒸氣上，吸進呼出，也可以很快使鼻子變得通暢。

使鼻子通暢的其他穴位 —— 印堂穴、大椎穴

鼻子上邊的印堂穴和脖子後邊的大椎穴也經常被一起用來通鼻子。

印堂穴

◎ **取穴：**印堂穴在兩眉毛之間正中的位置。

◎ **手法：**用右手的拇指指端按壓在印堂穴上，慢慢用力做旋轉按壓。按壓20至30秒。

大椎穴

◎ **取穴：**低頭，從後髮際沿著頸部後正中線向下，可以摸到頸椎最突起處，在頸椎下的凹陷就是大椎穴（見第59頁）。

◎ **手法：**可以用吹風機吹，或在淋浴時用溫水沖大椎穴，這些方法對通暢鼻腔都有好處。

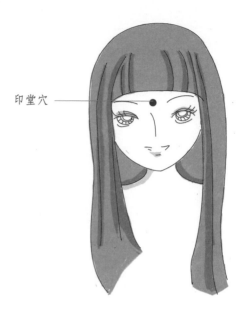

印堂穴

配合按摩

早晨起床的時候，用拇指和食指捏住鼻子，做提拉動作並按揉鼻子，然後用食指的指腹摩擦鼻翼兩側，使鼻子感到熱烘烘的。這種按摩方法有助於鼻子充血症狀的改善。

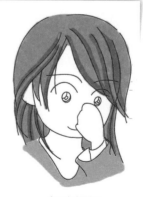

起床捏捏

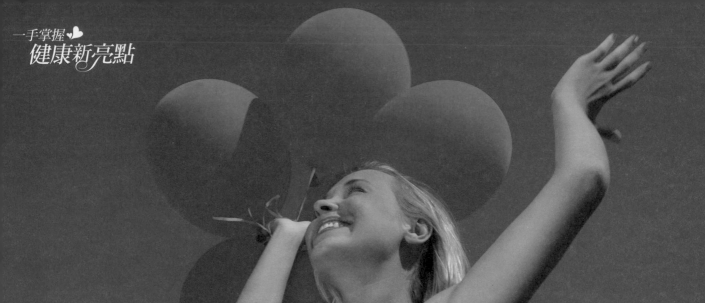

消除心慌氣短——膻中穴

　　有些人經常會碰到這樣的情況，好好的突然之間就會感到心跳特別快而強，並且胸部發悶，氣促不適。這種情況中醫稱爲「心悸」。經常出現心悸的症狀一定要去看醫生，因爲這種症狀常常是由於心臟疾病所引起的，如冠心病等。但是有些人去醫院檢查過，卻查不出什麼毛病，就是偶爾會發作幾次，心裡慌慌的，心像要跳出來似的。這個時候你可以按壓膻中穴來調整一下。

膻中穴

◎ **取穴：**膻中穴在胸部正中，兩乳頭連線的中點。

◎ **手法：**感覺心慌氣急時就刺激一下膻中穴。四指併攏，然後用指腹輕輕地按順時針方向做環形揉動。

◎ **中醫點評：**該穴皮膚之下就是胸骨，在自我按摩的時候，用力不宜過重。

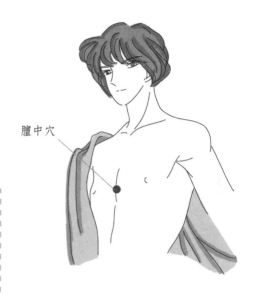

膻中穴

能有效治療各種「氣」痛的膻中穴

　　膻中穴是任脈上的穴位，是心包經氣匯集的地方，被中醫認為是「氣海」。刺激該穴可以起到調節神經功能、鬆弛平滑肌、擴張冠狀血管的作用，能有效治療各種「氣」病，特別是對心悸、胸悶、哮喘、呼吸困難等疾病會有比較好的治療效果。

貼心小叮嚀

◎ 心慌氣短有可能和高血脂有關係，所以要少吃油膩食物。

◎ 煙草中的尼古丁會導致血管硬化、動脈堵塞，使心跳加快，所以有心慌氣短者務必要戒煙。

◎ 飲食過量會加重心臟的負擔，所以應控制飲食，少量多餐。

◎ 適當的運動可以增強心臟的功能，因此平時可以適當運動，減輕體重。

🌸 消除心慌氣短的其他穴位 —— 內關穴

心慌氣短的時候，還可以按壓心包經上的內關穴來緩解一下。

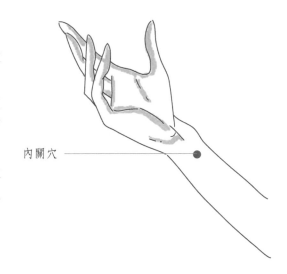

內關穴

◎ **取穴**：內關穴是針灸醫生常用的穴位，在手腕橫紋正中向肘部方向兩橫指的位置，在兩根大筋中間的凹陷處。

◎ **手法**：按壓內關穴時，把一隻手的拇指端放在穴位上，用力按壓5秒，以感到酸脹爲佳。重複五至十次。

> ### 配合按摩
>
> ◎ 將右手手掌按在左胸肋骨處，由下往上按揉至鎖骨下方，再返回重按。反復按摩2分鐘後換右胸。
>
> ◎ 平躺在床上，以右手掌根輕輕拍打胸部，保持1分鐘，注意均衡呼吸。

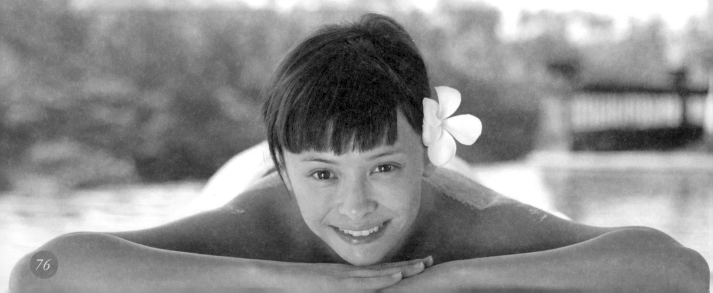

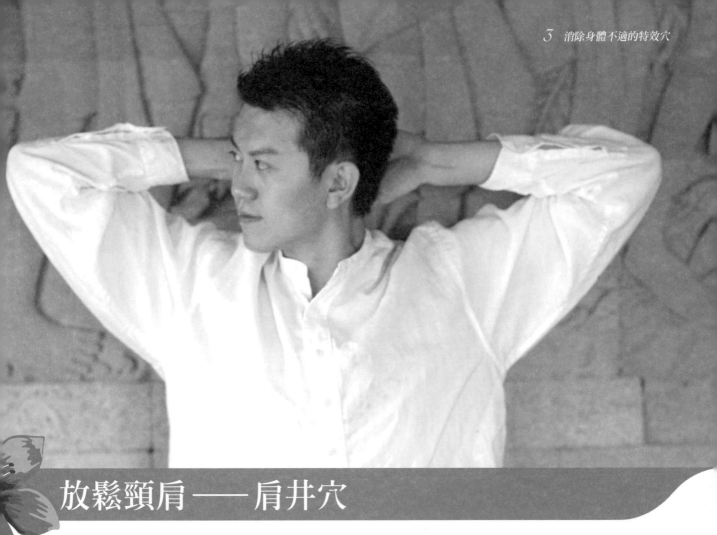

放鬆頸肩 —— 肩井穴

　　針灸科門診病人中最多的一類就是因爲肩頸部肌肉酸痛來就診的病人。這些人大多是一些辦公室的文員、電腦操作員、司機、會計等，他們的肩頸部每天都處於高負荷狀態，一天下來就感覺頸部不適，症狀輕的人往往只是感覺頸部肌肉緊張，嚴重的連手臂、脖子都沒法動彈；還有些人是晚上睡眠姿勢不好，造成落枕，第二天早上起床發現脖子沒法扭動。有時間就診的就來看病了，沒時間來醫院的怎麼辦？我建議你除了貼些傷筋膏藥外，還可以捏捏自己肩上的肩井穴，而且平時經常按壓這個穴位，既有治療作用，又有保健作用。

🌸 肩井穴

◎ **取穴**：肩井穴在兩側肩部肌肉正中的位置，也就是我們挑擔的時候，扁擔在肩部壓住的地方（見第26頁）。

◎ **手法**：自己按壓肩井穴的時候，雙手上舉，拇指張開，和其餘四指相對呈握鉗狀，握住肩部的肌肉，拇指在前，四指在後，然後相對用力，節律性地提捏肩部肌肉。動作要由輕而重，提捏要連貫。連續提捏1至2分鐘。

◎ **中醫點評**：你也可以請別人幫你按捏這個穴位。

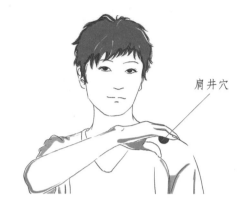

肩井穴

不愁氣血不周身的肩井穴

　　肩井穴在肩胛骨與鎖骨中間，屬於足少陽膽經穴位。在該穴按摩，有鼓舞氣血運行周身的作用。古代有歌訣說：「肩井穴是大關津，掐此開通血氣行，各處推完將此掐，不愁氣血不周身。」當人感到昏昏沉沉的時候，提捏這個穴位，會覺得一下子清醒很多。

　Tips

◎ 在濕冷的天氣裡，可以戴圍巾保暖，以免加重脖子的僵硬及酸痛。
◎ 需要久坐的時候，坐有靠背的椅子。因為背部未受到適當的支撐時，脖子的負擔會增加。
◎ 當你坐太久的時候，應適時放下手邊的工作，起身走一走，讓脖子也休息一下。

放鬆頸肩的其他穴位 —— 風池穴、後溪穴

此外，按壓風池穴和後溪穴也是非常有效的。

風池穴

◎ **取穴**：風池穴在頸部正中大筋外緣凹陷處與耳垂齊平的
位置（見第38頁）。

◎ **手法**：把兩手拇指指端放在風池穴上，其餘手指輕輕地
放在枕部的兩側，用力按壓1分鐘。

後溪穴

◎ **取穴**：後溪穴在手掌靠小指側，握拳的時候掌中橫紋的
末端即是。

◎ **手法**：這個穴位可以用對側拇指尖來按揉，也可以用
一個比較鈍的棒子來按揉，一般一次按1至2分
鐘，以感到酸為佳。

後溪穴

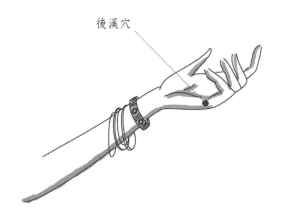

 貼心小叮嚀

這些事情應該避免
◎ 避免經常低頭。
◎ 避免長時間盯著電腦或電視看。
◎ 避免長時間用電話聊天。
◎ 避免使用太高或太低的枕頭。合理的枕頭高度為握拳平放的高度。
◎ 避免趴著睡。趴著睡不僅傷背，也傷脖子。

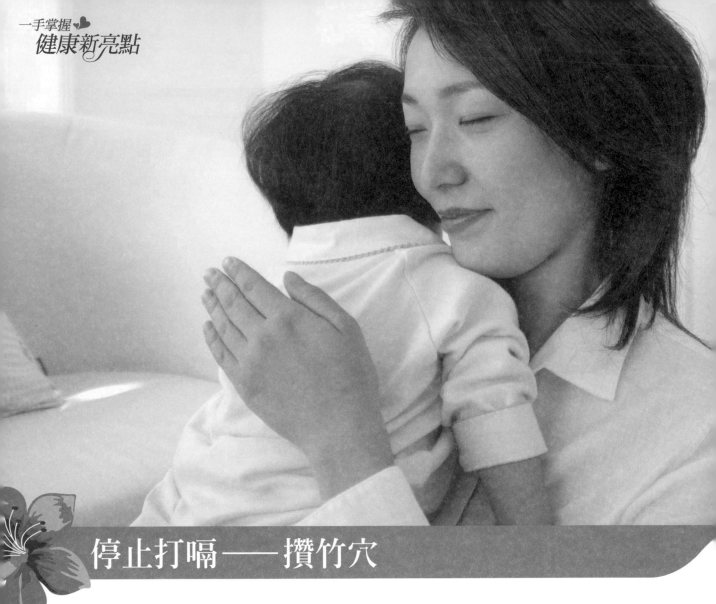

停止打嗝——攢竹穴

　　打嗝雖說不是什麼大病，但如果在一些特別的場合頻頻打嗝，便會讓你尷尬不已，喝水、憋氣好像都沒什麼效果。在我們醫院，打嗝治不好了，就會叫針灸科醫生來會診。以針灸治療打嗝的效果非常好，一般一次就可以止住。如果你在家裡打嗝不能止住，只要按壓攢竹穴1分鐘，就可以搞定！

　　打嗝是一種症狀，可以由很多疾病引起。橫膈周圍臟器的各種疾病都可以刺激膈肌，從而引起打嗝。胃腸道疾病，如胃癌、胃潰瘍、十二指腸潰瘍、反流性食管炎等都會引起打嗝；肝膽胰等臟器的炎症和腫瘤也會引起打嗝；肺癌甚至肺結核也會引起打嗝。有的時候，服用一些藥物，如激素、化療藥等也會引起打嗝。如果長時間打嗝不止，便應到醫院就診，做全面性的檢查以確明原因。

🌸 攢竹穴

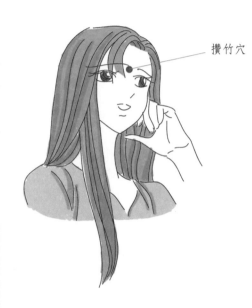

攢竹穴

◎ **取穴**：攢竹穴位於眉毛的內側。

◎ **手法**：按壓攢竹穴治療打嗝的時候，先用自己的下牙咬住上嘴唇，用食指指尖點住穴位呈圈狀用力反復按揉。每次按壓60秒，以感到酸脹為佳。

◎ **中醫點評**：很多人經過這樣的刺激，打嗝馬上就可以止住。

「攢竹」命名的由來

　　人在皺眉頭的時候，攢竹穴的位置會有很多豎的皺紋，就像一根根竹子在那裡排列一樣，所以取名叫「攢竹」。這個穴位是一個治療打嗝的特效穴，同時還有治療眼部疾病的作用。

🌺 停止打嗝的其他穴位 —— 內關穴

　　手臂上的內關穴也是一個經常被用來治療打嗝的穴位。

◎ **取穴**：內關穴在手腕橫紋正中向肘部方向兩橫指
　　　　的位置，在兩根大筋中間的凹陷處。

◎ **手法**：打嗝時，把一隻手的拇指端放在內關穴
　　　　上，用力按壓5秒，以感到酸脹為佳。重
　　　　複五至十次。

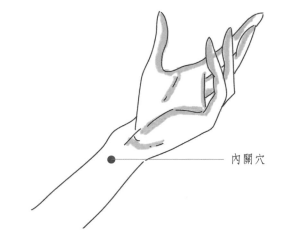

內關穴

 Tips

這些方法您也可以試試：
◎ 以棉花棒刺激上顎硬部和軟部的交接處。
◎ 乾吃一匙糖。
◎ 憋氣喝水。
◎ 用力拉舌頭。
◎ 咀嚼並吞咽乾麵包。
◎ 雙手抱膝壓胸。
◎ 用水漱喉嚨。
◎ 吸吮碎冰塊。

 貼心小叮嚀

這些事情應該避免
◎ 吃飯不規律、進食生冷食品或
　吃得過飽容易導致打嗝。
◎ 思慮過多、情緒壓抑、生悶氣
　等也會導致打嗝。

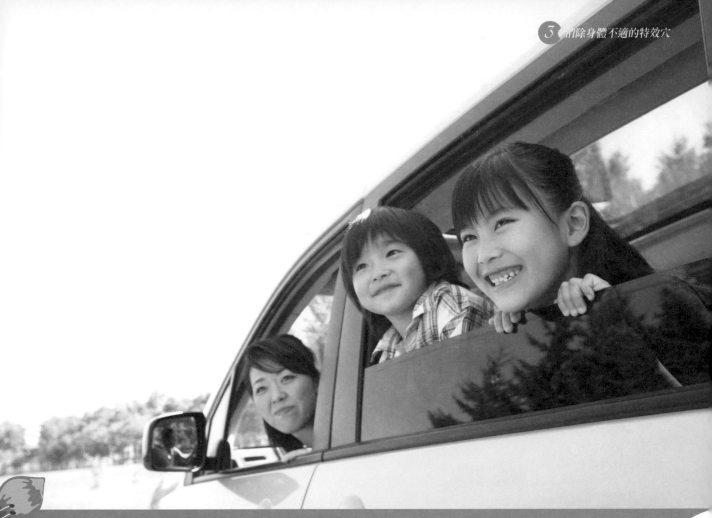

身體上的暈車藥——合谷穴

　　記得我兒子小的時候，有一次我們乘車到外面玩，經過蜿蜒的公路時，突然發現兒子臉色發白、噁心想吐——原來他暈車了。我用拇指按住他的合谷穴，用力按壓。過了一會兒，他就感覺好些了。回來的時候，兒子要求我先按按他的穴位，雖然山路還是同樣的崎嶇，但他卻一路無事！從此之後，我兒子也迷上了穴位，老是纏著我教他一些穴位的知識。

🌸 合谷穴

◎ **取穴**：合谷穴位於虎口，在拇指和食指掌骨間，靠近食指一側
的凹陷處。

◎ **手法**：按壓合谷穴治療暈車的時候，將單手的拇指指尖按在合
谷穴上，用力按壓，以最大的力量按5至10分鐘，暈車
症狀就會緩解。

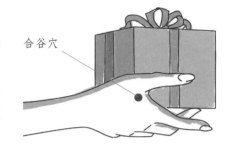

合谷穴

 暈車良藥──合谷穴

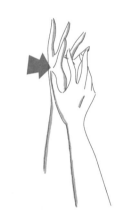

　　合谷穴又名虎口，是一個非常常用的穴位。除了
暈車外，它對頭痛、牙痛、胃痛、便秘、食欲不振等
疾病都有很好的治療效果。平時經常按壓合谷穴，對
腸胃系統還有保健的作用。

♥ **貼心小叮嚀**

◎ 常常坐車其實也是一種鍛煉，坐久了，對搖擺適應了，就不容易暈車。

◎ 坐車時還可以用力踩各個腳趾，這些也有對抗暈車的作用。

◎ 乘車前可以用傷濕止痛膏貼於肚臍眼處，防止暈車效果顯著。

◎ 將鮮薑片拿在手裡，隨時放在鼻孔下聞聞，使辛辣味吸入鼻中，可以對付暈車。

◎ 乘車前1小時左右，將新鮮橘皮表面朝外，向內對折，然後對準兩鼻孔用兩手指擠壓，皮
中便會噴射出帶芳香味的油霧，乘車途中也照此法隨時吸聞。

◎ 假若同伴中已有人發生暈車的情況，最好暫時離開現場，以免感染到暈車的氣氛。

緩解暈車的其他穴位 —— 勞宮穴、內關穴

同在前臂部位的勞宮穴和內關穴對暈車也有治療的作用。

勞宮穴

◎ **取穴**：勞宮穴在手心，握拳屈指時中指尖觸及的位置（見第42頁）。

◎ **手法**：將另一隻手的拇指指腹放在勞宮穴上，像畫圈一樣用力按壓20至30秒，以感到酸脹為佳。

內關穴

◎ **取穴**：內關穴在手腕橫紋正中向肘部方向兩橫指的位置，在兩根大筋中間的凹陷處（見第82頁）。

◎ **手法**：將另一隻手的拇指端放在內關穴上，用力按壓5秒，以感到酸脹為佳。重複五至十次。

配合平時鍛鍊

對抗暈車平時的鍛鍊很重要，身體健康了，平衡系統的調節能力也會增強，就能夠保持更長的時間而不暈車。有暈車毛病的人平時可以進行專門的眩暈訓練，如自己轉圈，或者坐在旋轉木馬或飛行員旋轉訓練器上。經長時間循序漸進的鍛鍊讓平衡系統得到充分的鍛鍊，就不會再暈車了。

♡ 貼心小叮嚀

這些事情應該避免

◎ 避免坐車前睡眠不足。睡眠很重要，休息好了，就會減少暈車的可能。

◎ 避免坐車前吃得太飽或太餓，勿食甜食或油膩食物，以防刺激胃。

◎ 避免在車輛行進間閱讀字跡太小的書報雜誌，也勿讓視線持續直視在某個近物上。在必要時不妨平躺下來，合上眼睛，緩緩地呼吸以穩定緊張或焦慮的情緒。

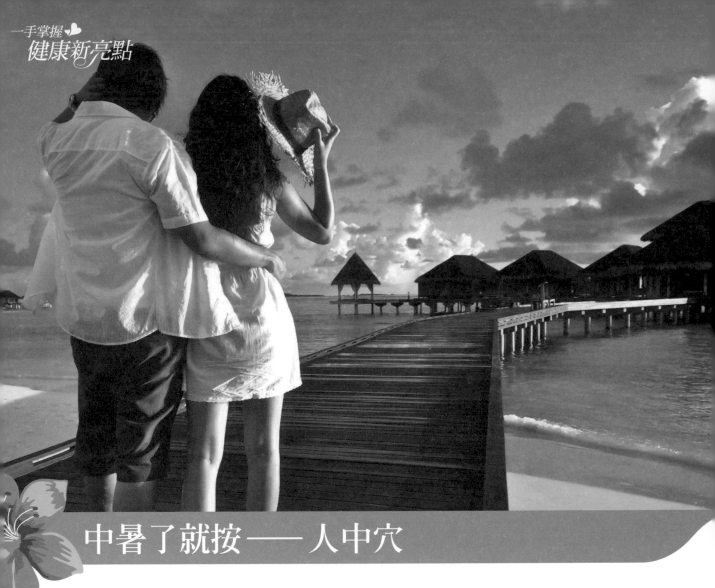

中暑了就按——人中穴

夏天，在高溫環境下很容易中暑，輕的出現頭痛、頭暈、口渴、多汗、四肢無力、注意力不集中，嚴重的甚至會出現暈厥症狀。當感覺自己有中暑徵兆，就要及時轉移到陰涼通風處，多補充水和鹽分，短時間內就可以恢復。但是如果發現我們周圍的朋友、親人或者是路人因為中暑而昏迷，你可以利用按壓人中穴的方法來幫助他們迅速脫離危險。掌握一點救生技巧，對人對己都有好處。

人中穴

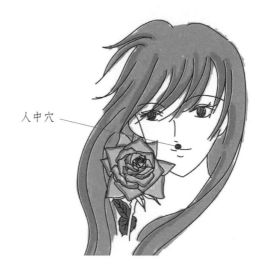

人中穴

◎ **取穴**：人中穴也叫水溝穴，在鼻子下面的人中溝內，正中偏上一點，上1/3與下2/3的交界處。

◎ **手法**：發現有人中暑昏迷時，要迅速將中暑者移到陰涼通風處，找到其人中穴，用拇指的指甲掐，或用力做持續按壓和一緊一鬆的頓挫性按壓。

◎ **中醫點評**：掐法的動作節律要均勻，頻率為每秒二至三次，用力時應由輕漸重，由淺入深。同時，不能使被掐部位產生青紫現象，更不能掐破皮膚。掐到中暑者症狀有改善為止。

救命的人中穴

人中穴，因為位在鼻下的人中溝中，故又叫水溝穴，民間稱其為救命穴，是一個重要的急救穴位。人中穴為督脈穴位，督脈通於腦，故可用於昏迷、休克等危急重症。刺激人中穴可以升高血壓和影響人的呼吸活動。刺激人中穴救治昏厥急症，是簡單易掌握的應急性急救措施。

不能輕忽的急救處理

◎ 迅速將中暑者轉移至陰涼通風處休息，脫離高溫環境。使其平臥，頭部抬高，鬆解衣扣。

◎ 冷敷頭部。應在中暑者的頭部、腋下、腹股溝等大血管處放置冰袋（將冰塊、冰棍、霜淇淋等放入塑膠袋內，封嚴密即可），並可用冷水或30%的酒精擦浴，直到皮膚發紅。

◎ 中暑者出現血壓下降、昏迷不醒、肌肉突然陣發性的痙攣、高熱不退的情況，要及時送醫急救。

🌸 **緩解中暑的其他穴位 —— 十宣穴、肩井穴**

另外，還可以刺激一下中暑者的十宣穴和肩井穴。

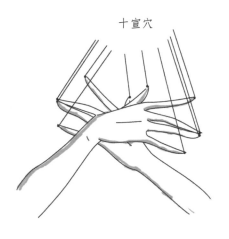

十宣穴

十宣穴

◎ **取穴**：十宣穴在雙手十個手指的指尖，一共十個穴，所以叫十宣穴。

◎ **手法**：可以用自己的拇指指甲掐中暑者手指尖的十宣穴5至10秒。

肩井穴

◎ **取穴**：肩井穴前面提過，在後頸根部到肩膀的中央點，左右各一（見第26頁）。

◎ **手法**：用雙手將中暑者肩井穴附近的肌肉整個提起，停頓3秒。反復五次。

💗 **貼心小叮嚀**

◎ 夏天應注意居住環境的通風，避免高溫、潮濕、日曬等。

◎ 安排好作息時間，保證充足的睡眠，也是預防中暑的措施。

◎ 戶外作業的人應避免受到陽光的直接照射，無可避免時須縮短工作時間；同時應該戴草帽遮陽，一旦感到不適就應及時休息。

◎ 夏天外出不要打赤膊，以免吸收更多的熱輻射，通風的棉衫比赤膊更有消暑的作用。

◎ 夏天人體新陳代謝旺盛，消耗也大，要特別注意多喝水，特別是淡鹽水。也可多喝一些稀釋的電解質飲料，遠離酒精、咖啡因和香煙等。

◎ 夏天的蔬菜和新鮮水果，如生菜、黃瓜、番茄、桃、杏、西瓜、甜瓜等水分含量都很高，可以用來補充水分。

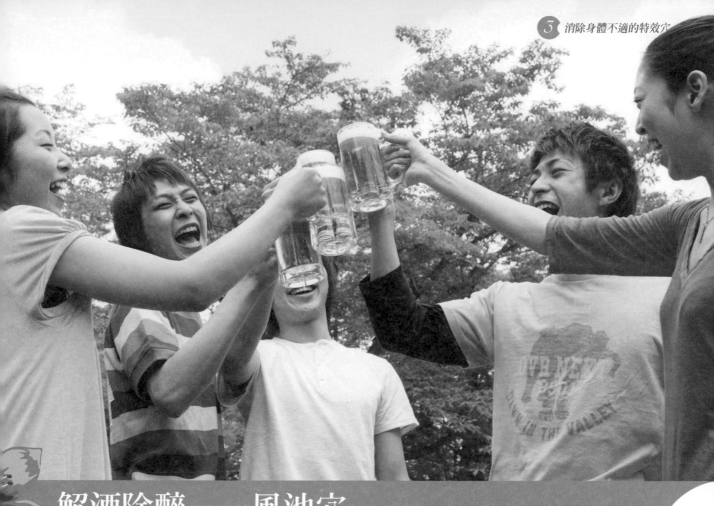

解酒除醉 —— 風池穴

　　現代社會應酬多，飯桌上少不了飲酒，很多人爲了面子，即使酒量有限也硬撐著喝，說是寧可傷身體不能傷感情。喝酒過量後，第二天早上會有頭痛或胃部不舒服等症狀。這些都是由於大量飲酒後，人體不能將身體中的酒精及時代謝掉造成的。按壓風池穴對於緩解這些症狀有比較好的效果。特別要說明的是，我推薦這個穴位並不是鼓勵大家去喝酒，而是告訴你身體是自己的，你有責任愛護自己的身體，而酗酒有害健康！

🌸 風池穴

◎ **取穴**：風池穴在頸部正中大筋外緣凹陷處與耳垂齊平的位置。

◎ **手法**：雙手十指自然張開，緊貼枕後部，以兩手的拇指按壓雙側風池穴，用力上下推壓，以稍感酸脹為佳。每次按壓不少於三十下，多多益善，以自感穴位處發熱為度。

◎ **中醫點評**：如果自己喝多了，或者家人、朋友有宿醉的情況發生時，可以按壓這個穴位解除症狀。一般輕度的宿醉，按壓風池穴後即可迅速緩解。

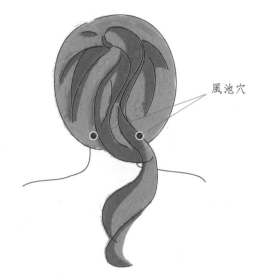

風池穴

治療頭痛、眩暈的風池穴

　　風池穴中的物質為腦部傳來的水濕之氣，至本穴後，因受外部之熱，水濕之氣脹散並化為陽熱風氣輸散於頭頸各部，故名風池。按壓風池穴有醒神開竅的作用，對頭痛、眩暈、頸項強痛、眼鼻耳的疾患都有治療作用。

💗 貼心小叮嚀

◎ 最要緊的是預防，少喝酒對防止醉酒來說最有效。

◎ 喝醉後可以將食醋1小杯（20至25毫升）徐徐服下，有解酒的作用。

◎ 酒後多喝水可以適度稀釋酒精的濃度，減少對肝臟的損害。

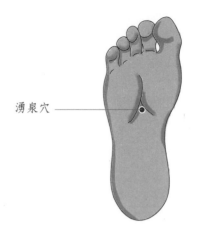

湧泉穴

 ## 緩解中暑的其他穴位 —— 湧泉穴

　　除了頭部的風池穴，腳底的湧泉穴也可以一起使用，上下配合，效果更好。

◎ **取穴**：湧泉穴在腳底的中央稍靠趾尖一側，腳趾從左右兩側向
　　　　內側彎曲的時候出現的凹陷處。

◎ **手法**：宿醉後右手握拳，用拳頭的中指關節敲打湧泉穴五十至
　　　　一百下可以緩解症狀。

 ## 不能輕忽的醉酒現象

◎ 酒喝多的人容易嘔吐，周圍人應將其頭轉向一側，及時清除口內的嘔吐物，防止嘔吐物被吸入氣管
　而引起肺部感染甚至窒息。

◎ 剛喝醉者應注意保暖，避免傷風感冒。

◎ 如果發現醉酒者行走不穩，要防止其跌倒、摔傷。

◎ 如發現醉酒者面色蒼白、大汗不止、心律不整、呼吸異常以及昏迷不醒時，身邊的人應及時撥打
　「119」，或者立即將其送醫院進行急救，千萬不能耽誤時間。

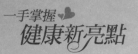

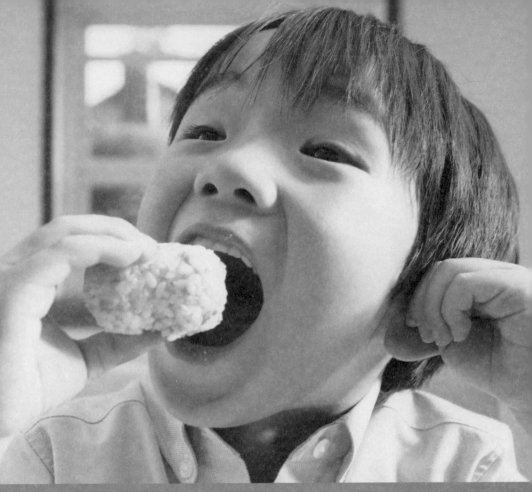

改善食慾——中脘穴

　　吳經理是我的一個病人，經常忙於應酬，飲食不規律，還喜歡香煙、酒、大魚大肉。前一段時間出差回來，他總覺得腸胃很不舒服，不想吃東西，去看了消化科，也做了胃鏡，卻查不出什麼原因。我教了他一套按摩穴位的方法，他持續幾天就感覺腸胃舒服多了！其實胃是需要我們去呵護的，健康的生活飲食習慣最重要。隨著人們生活水準的提高，飲食沒規律、節假日暴飲暴食的人不少，吃多了就容易撐得慌，此時你可以用按摩中脘等穴位的方法來舒緩胃所承受的壓力。

中脘穴

◎ **取穴**：中脘穴在胸部正中骨頭的下端和肚臍連線中點的
位置。

◎ **手法**：將拇指或雙掌重疊壓按在中脘穴上，沿順時針或
逆時針方向緩慢畫圈推動。按壓的時候，注意手
與皮膚之間不要出現摩擦，即手掌始終緊貼著皮
膚，帶著皮下的脂肪、肌肉等組織做小範圍的旋
轉運動，以使腹腔內產生熱感爲佳。

◎ **中醫點評**：感覺吃多了、消化不良或是食欲不振、胃脘
不適的人，可以用按揉法或摩揉法來促進胃
蠕動，幫助消化。操作不分時間、地點，隨
時可做，但以飯後半小時做最好。力度不可
過大，以免出現疼痛和噁心。如果經過按摩
仍無法提高食慾，可能是由於其他疾病所引
起，必須立即到醫院做全面的檢查。

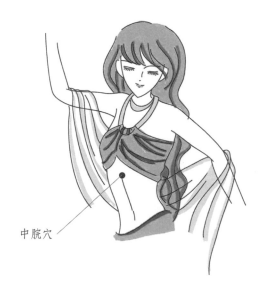

中脘穴

補中益氣的中脘穴

中脘穴是手太陽、手少陽、足陽明、任脈之會，是四條經脈的匯集穴位，同時號稱
「胃的靈魂樞穴」，具有健脾和胃、補中益氣之功。該穴主治各種胃脘疾患，尤其適宜於治
療脾胃功能失調。

改善食慾的其他穴位 —— 足三里穴

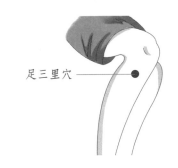

足三里穴

足三里穴可促進腸胃蠕動，也是一個有助於改善食慾的穴位。

◎ **取穴：**足三里穴在膝蓋下方四指併攏寬度，小腿骨外側一個手指
寬度的位置。

◎ **手法：**可以將對側手的食指、中指尖放在足三里穴上，用力來回
按壓5秒，以感到酸脹為佳。重複五次。

配合按摩

雙手疊於胃部和腹部，慢動作輕柔地順時針和逆時針揉摩各
二十圈。可促進腸胃蠕動，改善腹腔內器官血液循環的作用。

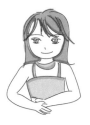 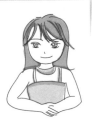

 Tips

◎ 保持良好的生活習慣，作息要規律。定時、定量、定餐進食是保持胃腸健康的首要條件。

◎ 每天騰出一定時間做些運動，最簡單的是散步或慢跑，可以促進腸胃蠕動，增強食慾。

◎ 避免過度疲勞和緊張。疲勞和緊張都會引起胃腸供血不足，引發食慾不振。

◎ 避免生冷辛辣的食物和煙酒。生冷辛辣的食物與煙酒會刺激腸胃黏膜，引發各種消化系
統的症狀。

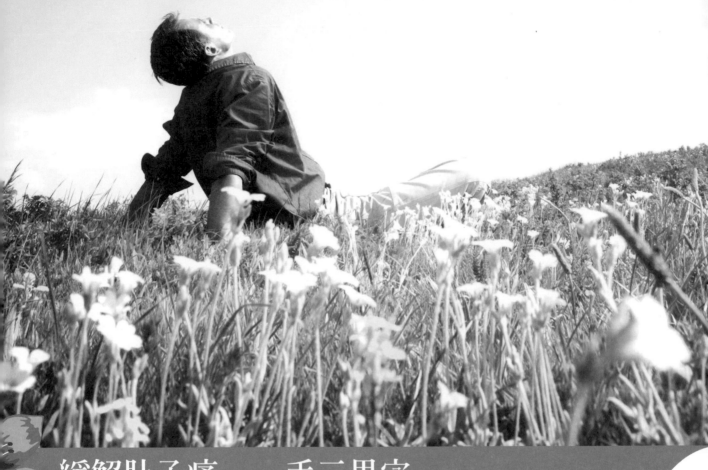

緩解肚子痛——手三里穴

　　大多數朋友應該都體會過肚子痛是什麼感覺。「肚子痛」醫學上稱為「腹痛」，其範圍很廣，胃、腸、肝、膽、胰……腹腔裡的所有器官甚至是腹腔裡的肌肉出了問題都會肚子痛。在肚子痛的時候不能隨便吃止痛藥，有些人不知道這一點，一痛就吃止痛藥，結果吃出了胃潰瘍、胃穿孔。在你肚子痛又來不及上醫院的時候，可以按壓手三里穴，緩解一下疼痛。

🌸 手三里穴

◎ **取穴**：手三里穴在肘部內側褶皺的一端（拇指一側），向
著手腕方向兩個拇指寬度的位置。

◎ **手法**：肚子痛的時候，可以嘗試著按壓手三里穴的周圍，
找出一個刺激感能夠傳達到手指的位置，將拇指
的指腹前端放在上面，慢慢揉捏。

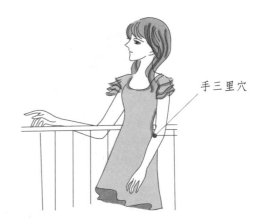

手三里穴

多揉捏以壯身的手三里穴

　　手三里穴屬大腸經，和足三里穴名字相仿，位置在肘關節的下方，作用也和足三里穴
有很多相同之處。手三里穴也善治胃腸病，與足三里穴並用，效果更佳。此穴還善治腰膝
痛，對於急慢性腰膝痛均有效；可消腫止痛，對於頭面腫痛、牙齦腫痛、肩膀腫痛都有療
效。此外，它還是治療鼻炎的要穴。手三里穴可增強體質，是人體的強壯穴，所以平時可多
揉捏以健身。

Tips

◎ 在肚子痛病因不明時儘量不要服用止痛藥，以免干擾疼痛的性質而誤診。

◎ 肚子痛的時候可以喝溫開水，或用溫水泡腳，緩解疼痛。

◎ 引起肚子痛的原因太多了，有些可能是腸道蛔蟲症，有些可能是急性胃腸炎或胃潰瘍，
有些可能是膽囊炎或膽結石，還有些可能是外科急腹症等等。如果疼痛經按揉不能緩解
的話，請務必去醫院就診，以免耽誤病情。

緩解肚子痛的其他穴位 —— 足三里穴、神闕穴

手三里穴和足三里穴是一對好兄弟，可以一起使用。肚臍中的神闕穴也是一個治療肚子痛的要穴。

足三里穴

◎ **取穴**：足三里穴在膝蓋下方四指併攏寬度，小腿骨外側一個手指寬度的位置（見第94頁）。

◎ **手法**：可以將對側手的食指、中指尖放在足三里穴上，用力來回按壓5秒，以感到痠脹為佳。重複五次。

神闕穴

◎ **取穴**：神闕穴位於肚臍的中點。

◎ **手法**：將掌心對準神闕穴下按，並沿順時針方向連續按揉三十至五十下。還可以用吹風機對著神闕穴吹，為腹部加溫，或者是在神闕穴的位置上面放一個熱水袋，都可以改善肚子痛的症狀。

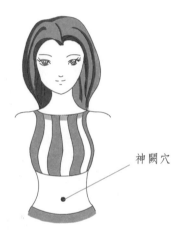

神闕穴

 貼心小叮嚀

這些事情應該避免

◎ 吃東西狼吞虎嚥或吃生冷的食物，都容易引起消化不良而導致肚子痛。

◎ 有的人對牛奶或植物纖維不適應，吃了以後容易出現肚子脹痛。

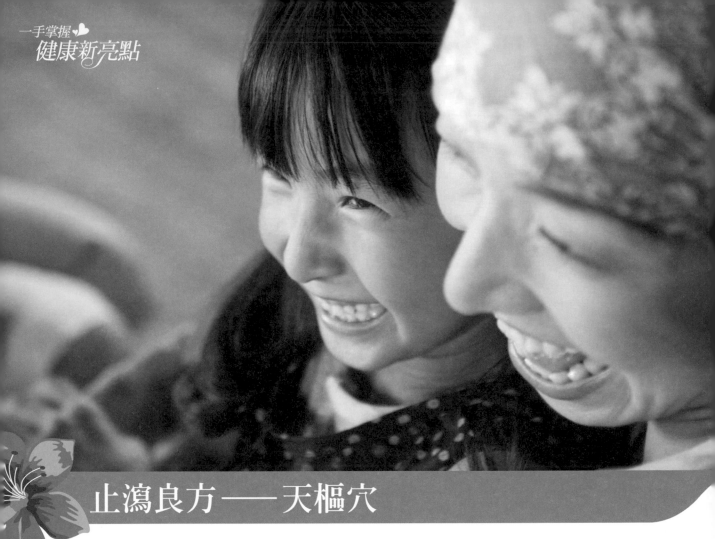

止瀉良方──天樞穴

小敏是我的一個女性朋友，患有腸道功能紊亂。她人本來就比較瘦弱，卻還動不動就腹瀉，有時吃點冷飲、喝點冷水就發作。雖然對有些人來說腹瀉是好事，能把體內的毒素排出去，但是長期腹瀉會造成貧血、脫水、營養不良、維生素缺乏、酸中毒等問題，打亂腸內的平衡，影響人體健康。引起腹瀉的原因有很多，治療原發病是最主要的。但是這種腸道功能紊亂引起的腹瀉往往沒有炎症，多和寒冷、情緒緊張、焦慮等有關。點按肚臍旁邊的天樞穴可以改善腸蠕動的協調性和促進腸壁的收縮運動，有效治療這種因腸道功能紊亂引起的腹瀉。

❀ 天樞穴

◎ **取穴**：天樞穴在肚臍兩旁，兩個拇指寬度的位置。

◎ **手法**：按壓天樞穴的時候，需先排便，坐位或仰臥位，用食指和中指的指端慢慢深壓住左右天樞穴，約10分鐘後再慢慢抬起按壓的手指。

◎ **中醫點評**：一般按壓一次就可見效，使糞便成形。而引起腹瀉的原因有很多，有些是飲食不潔、吃了變質或過敏的食物引起的，有些是細菌感染引起的，原發病的釐清與治療很重要。

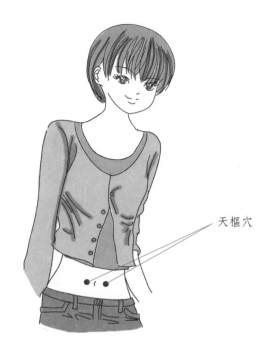

天樞穴

大腸的重要樞紐——天樞穴

　　天樞穴，為大腸募穴。中醫認為，大腸的傳導功能失調可影響到胃。如大腸的功能失常就會引起腹瀉，因此取大腸募穴天樞來治療能取得非常好的效果。樞，是樞紐的意思。人吃的食物，重要的營養物質變成血液，垃圾則從大腸排出體外，天樞穴就是大腸中的一個重要樞紐。

Tips

◎ 急性腹瀉導致嚴重脫水時，應注意補充水分和鹽分，以防止身體中的電解質平衡失調。必要時，可以採用輸液治療。

◎ 晚上在家看電視或看書的時候，拿一個熱水袋放在肚臍上，可以有效緩解腹瀉。

◎ 在茶水中加一勺醋，喝下去對輕度的腹瀉有止瀉作用。

🌺 治療腹瀉的其他穴位 —— 水分穴、陰陵泉穴

中醫認為，腹瀉是水的代謝出了問題，所以可以治療水液代謝問題的穴位也可以治療腹瀉。

水分穴

◎ **取穴**：水分穴也在肚子上，位於肚臍直上一個拇指寬度處。

◎ **手法**：單手拇指指腹放在水分穴上，用力按壓5秒，以感到酸脹為佳。重複五次。

陰陵泉穴

◎ **取穴**：陰陵泉穴在腿上。膝蓋下面內側有一塊突出的骨頭，陰陵泉穴就位於這塊骨頭下方的凹陷處。

◎ **手法**：用拇指的指尖掐住陰陵泉穴，用力按壓並做旋轉動作，連續按壓30至60秒。

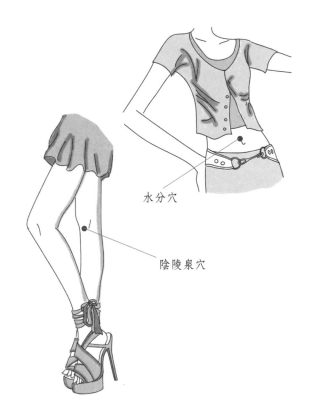

水分穴

陰陵泉穴

配合按摩

雙掌相疊按壓腹部，抖動按壓30秒，然後雙掌突然提起，如此一按一鬆，反復操作五至十次。逆時針摩腹5分鐘。

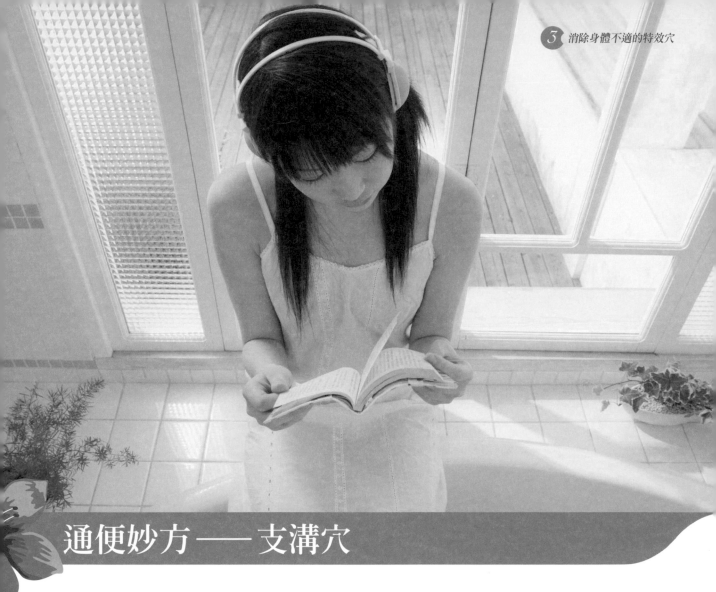

通便妙方——支溝穴

　　長期便秘，會因體內產生的有害物質不能及時排出，被吸收入血而引起很多症狀。便秘本身並不會產生致命的危險，但是如果你年齡較大，患有心腦血管疾病，那便秘對你可能是一個致命的危險因素：便秘使得排便時必須用力，這樣血壓就會升高，很容易誘發腦出血、心絞痛和心肌梗死而危及生命。因此，經常按壓支溝穴，讓排便保持通暢吧！

🌺 支溝穴

◎ **取穴**：支溝穴在手背腕部橫紋上兩根骨頭的中間，離腕部橫紋的
距離相當於四指併攏的寬度。

◎ **手法**：排便困難時就用對側手的拇指端按住支溝穴，輕輕揉動，
以產生酸脹感為宜。每側1分鐘，共2分鐘。

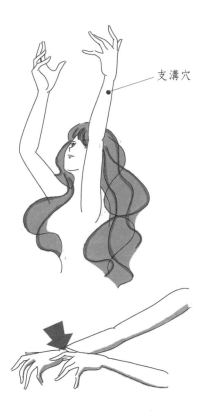

支溝穴

推動排便的支溝穴

　　中醫認為，便秘多為三焦氣機失暢，推動無力或
氣鬱化火，身體裡的津液代謝出現問題，腸道裡的糞便
很乾燥，停留在腸道裡所致。支溝穴為手少陽三焦經
經穴，既能疏理少陽之氣，幫助推動排便，又有行氣輸
津，使糞便不再乾燥的功用，是治療便秘的一個特效
穴。

貼心小叮嚀

◎ 每天早晨醒來時，可以喝一大杯水，加點檸檬汁更好。它對清潔腸道、預防便秘很有效。

◎ 日常飲食中必須有適量的纖維素。

◎ 主食不要過於精細，要適當吃些粗糧。

◎ 進行適量的體力活動，加強體能鍛煉，如仰臥屈腿、深蹲起立、騎自行車等都能加強腹
部的運動，促進腸胃蠕動，有助排便。

　　通常便秘本身不是嚴重的毛病，若出現嚴重症狀且持續三周以上，或便秘的同時伴有黏液血便、體重下降等症狀的時候，應立即去看醫生。如若便秘附帶出現腹部腫脹者，表示可能有腸梗阻；平素健康者若突然出現經常便秘，且伴隨有糞便形狀改變，如變扁、變細等，應盡早去醫院做檢查，以排除腫瘤的可能。

幫助排便的其他穴位 —— 天樞穴、氣海穴

　　肚臍附近的天樞穴和氣海穴也可以幫助排便通暢。

天樞穴

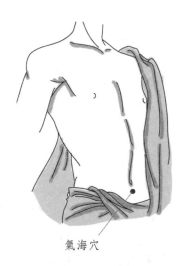

◎ **取穴**：天樞穴在肚臍旁，兩個拇指寬度的位置（見第99頁）。

◎ **手法**：天樞穴既可以治療腹瀉，也可以治療便秘。將單手的食指或中指按在天樞穴上，慢慢用力按壓，並做旋轉動作，每次按壓3至5秒。重複五次。

氣海穴

◎ **取穴**：氣海穴可以幫助增加排便的力氣。它在肚臍直下，食指或中指併攏寬度的位置。

◎ **手法**：將單手拇指指腹放在氣海穴上，用力按壓5秒，以感到酸脹為佳。重複五次。

氣海穴

配合按摩

　　除了按壓穴位外，還可以配合腹部按摩。取仰臥位，兩手掌相疊，以臍為中心，在中腹、下腹部做順時針方向的摩動，以腹內有熱感為宜，約2分鐘。然後，用後掌根從上到下摩擦腹直肌，約半分鐘。

　　最後，取仰臥位，用手掌根由上到下摩擦腰部和臀部（腰以下部位），約1分鐘。經過這樣的按壓和刺激，絕對可以保證你排便無礙。

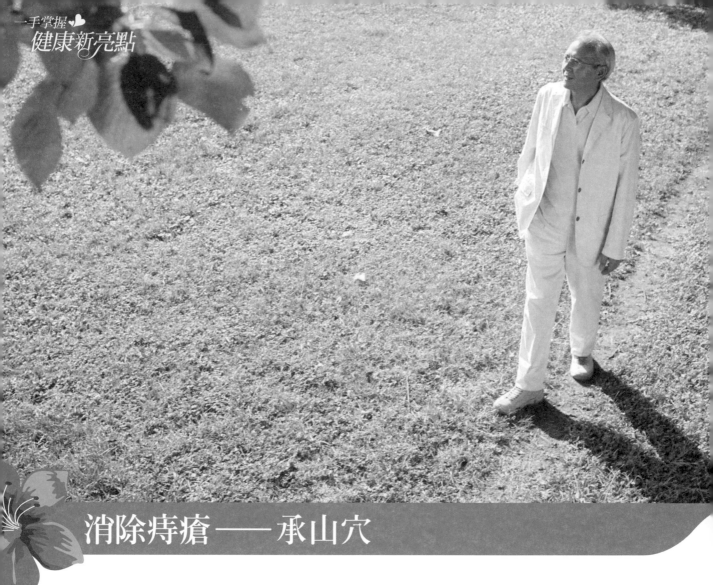

消除痔瘡——承山穴

俗話說「十男九痔」，這說明痔瘡這個病是很常見的，因此大多數人對於痔瘡都採取了放任自流的態度。有些人痔瘡比較嚴重，下墜腫痛，便秘出血，到了要開刀動手術的地步，才開始重視自己的痔瘡問題。按壓承山穴可以促進患部血液循環，消腫散結；同時可增進腸胃蠕動，避免便秘的發生，對於預防和改善症狀非常有效。

承山穴

◎ **取穴**：消除痔瘡的承山穴就在小腿後的正中線上，小腿肚下方的凹陷處。

◎ **手法**：我們可以將單手拇指端按在承山穴上，慢慢用力按壓。每一下按壓5至10秒，重複五下。每天按二至三次，連續按壓1周就會有效果。

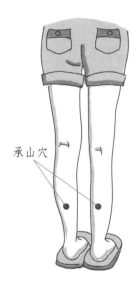

承山穴

消痔止痛的承山穴

　　承山穴有通絡散瘀、清熱止血的作用，是治療痔疾的經驗穴，並被歷代醫家所公認。如《玉龍歌》載：「九般痔漏最傷人，必刺承山效如神。」《肘後歌》也載：「五痔原因熱血作，承山須下病無蹤。」由於該穴能降低直腸瘀血，促使痔靜脈的收縮，所以刺激這個穴位，可以治療各種痔疾，不論是內痔、外痔還是混合痔，其消炎、止痛效果均迅速；另外，對肛門的其他疾患，如肛門裂、便血等治療效果也很好。

貼心小叮嚀

◎ 養成每天定時排便的良好習慣是預防痔瘡的重要方法。

◎ 每次坐在馬桶上的時間最好不要超過10分鐘，排便時要集中精力，不能看書、看報。

◎ 排便後，最好用溫水坐浴10分鐘。一方面可清潔肛門，另一方面可促進血液循環。

◎ 多吃蔬菜、水果和高纖維食物，多喝開水，少吃辛辣刺激食物，對於預防痔瘡有良好效果。

◎ 多活動，多鍛鍊，坐1個小時後就應當起來活動一下，避免久站、久坐、久蹲，都是預防痔瘡的重要措施。

◎ 老年人患痔瘡，可常服黑芝麻、蜂蜜等食物，以保持排便通暢。

❀ 消除痔瘡的其他穴位 —— 湧泉穴

足底的湧泉穴也有類似的效果。

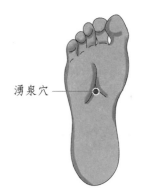

湧泉穴 ——

◎ **取穴**：湧泉穴位於腳底的中央稍靠趾尖一側，腳趾從左右兩側向內側彎曲的時候出現的凹陷處。

◎ **手法**：右手握拳，用拳頭的中指關節敲打湧泉穴五十至一百下，力度稍重，以出現酸痛感為度。

配合按摩

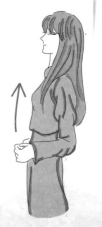

平時便要求自己持之以恆地做提肛運動。

全身放鬆，臀部及大腿用力夾緊，配合吸氣，將肛門向上收提，稍閉一下氣，然後呼氣，全身放鬆。

讓排尿更通暢 ── 水道穴

　　在門診中遇到的男性排尿困難多是由於前列腺肥大，壓迫到膀胱的出口而引起的。女性大多是因為長時間憋尿，膀胱肌肉逐漸變得鬆弛無力，導致尿排不出，下腹部出現微微的脹痛，尿道口也出現灼熱感。有些年紀大些的女性，骨盆已不像年輕人那麼強大了，子宮下垂後壓迫尿道，也會出現排尿困難的現象。排尿困難的人是非常痛苦的，明明覺得有尿意，下腹墜脹，卻怎麼也排不出尿來。這時你不妨試試按壓腹部的水道穴來促進排尿。

🌸 水道穴

◎ **取穴**：水道穴在下腹部，肚臍向下四指寬，再向外兩個拇指寬的
位置。

◎ **手法**：排尿困難的時候，可將自己的食指、中指和無名指指尖按
在水道穴上，慢慢用力按揉，力道要大一些，多揉幾次，
然後腹肌用力，將尿液逼出。

◎ **中醫點評**：還可用熱水袋熱敷該穴位，促進尿液排出。

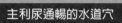

主利尿通暢的水道穴

　　《針灸甲乙經》記載：「三焦約，大小便不通，水
道主之。」水道穴有利水滲濕、疏通水道的作用，主治
少腹脹滿、二便不利，穴名即因其作用而得。水道穴位
於膀胱附近，對膀胱有直接的作用，中醫認為它可以調
整膀胱經的氣機，氣運則水行，排尿自然通暢。

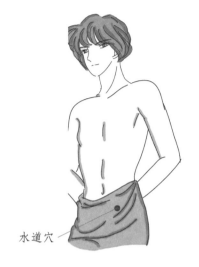

水道穴

🌸 緩解排尿困難的其他穴位 —— 水泉穴

　　水泉穴也可以調整水的代謝，緩解排尿困難。

◎ **取穴**：水泉穴在內踝尖與腳跟正後方的連線上的中間位置。

◎ **手法**：用拇指的指端按壓，每次5秒。重複五次。

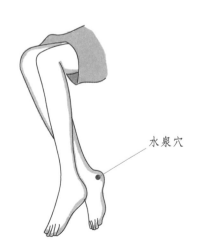

水泉穴

配合按摩

有排尿困擾的老年人，可以在每天晚上睡覺前和早上起床前，排空小便後仰臥於床，雙腿屈曲，腹部放鬆，將雙手搓熱，左手置於小腹上，右手放在左手背上，按順時針方向按摩，開始每次按100圈，以後次數逐漸增加，可以改善排尿不良的症狀。

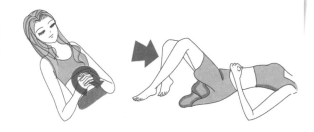

Tips

膀胱內結石、腫瘤或有血塊堵住尿道口，均可能導致排尿困難。中老年人特別是男性若在排尿困難前曾有無痛性血尿，應該高度警覺罹患膀胱癌的可能性。此時便應即刻到醫院泌尿科做檢查。

貼心小叮嚀

◎ 多飲水可以沖洗尿道，避免感染。飲水過少不但會引起脫水，還容易導致尿液濃縮而形成不溶石。故除夜間適當減少飲水，以免睡後膀胱過度充盈外，白天應多飲水。

◎ 憋尿會造成膀胱過度充盈，使膀胱括約肌張力減弱，排尿發生困難，容易誘發急性尿瀦留（液體聚積停留）。因此，一定要做到有尿就排。

◎ 避免飲酒及辛辣食物。飲酒可使前列腺及膀胱頸充血水腫而誘發尿瀦留；辛辣刺激性食物可導致泌尿器官充血，又會使痔瘡、便秘症狀加重，壓迫列腺，加重排尿困難。

◎ 多吃蔬菜的人可以降低前列腺增生的發病率，特別應儘量多吃富含 β-胡蘿蔔素、葉黃素、維生素C等抗氧化劑的水果和蔬菜。

◎ 經常久坐會加重痔瘡等病，又易使會陰部充血，引起排尿困難。經常參加文化體育活動及鍛煉身心等，有助於減輕症狀。

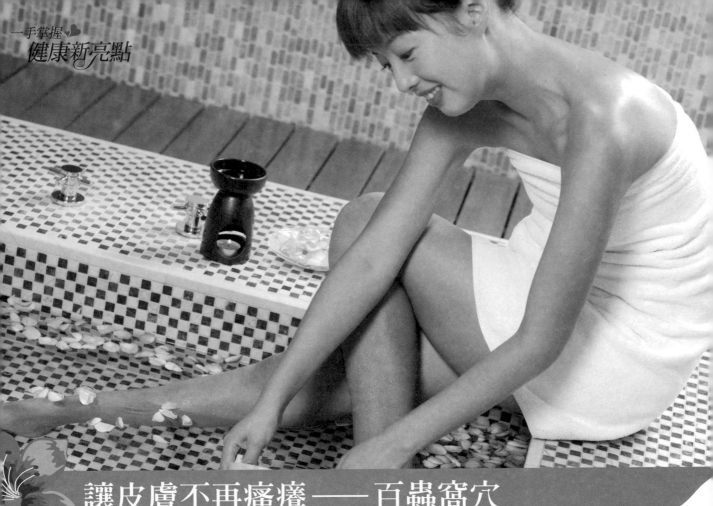

讓皮膚不再瘙癢——百蟲窩穴

我若說按摩穴位能治療皮膚瘙癢，估計很多人都不太相信。一般人都認為針灸按摩治療腰腿痛、頸椎病是很常見的，但是治療皮膚瘙癢還是頭一回聽說。我家鄰居大伯一到冬天就會覺得皮膚特別乾燥而且瘙癢，一癢就要用手去抓，越抓越癢，直到把皮膚抓出一條條血痕才過癮。他告訴我說因為皮膚瘙癢，晚上連睡覺都睡不安穩。我知道他的身體一向還不錯，沒什麼特殊的病，故推斷他的皮膚瘙癢是因為年紀大了，皮脂腺和汗腺萎縮，皮膚過於乾燥引起，於是建議他試試按壓百蟲窩穴來緩解皮膚瘙癢的症狀。

🍀 百蟲窩穴

◎ **取穴**：找百蟲窩穴時需要屈膝關節，它的位置在大腿內側，
　　　　　髕骨內上緣約一掌（四指併攏為一掌）的地方。

◎ **手法**：按壓的時候，將拇指指尖按在百蟲窩穴上，慢慢用力
　　　　　按壓。每一下按壓3至5秒，重複五下，可以多次點
　　　　　按。

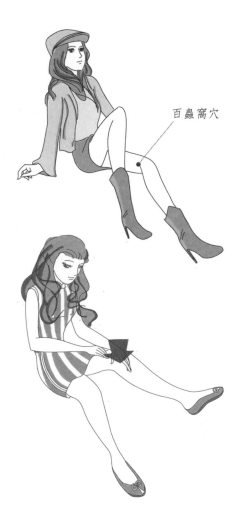

百蟲窩穴

一百條蟲子的窩 —— 百蟲窩

　　我們經常形容癢的感覺像小蟲子在身上爬一
樣，百蟲窩穴是一個奇穴，這個穴位是「一百條蟲子
的窩」，用力點按可以止癢。

♥ 貼心小叮嚀

◎ 富含維生素A的食物有：動物肝臟、胡蘿蔔、油
　菜、芹菜、禽蛋、魚肝油等。

◎ 富含維生素B_6的食物有：麥麩、馬鈴薯、豌豆、
　白菜、牛肝、香蕉等。

◎ 富含維生素B_2的食物有：黃豆、酵母、動物肝
　臟、香菇等。

緩解皮膚瘙癢的其他穴位 —— 曲池穴

手臂上的曲池穴也是一個可以止癢的穴位。

◎ **取穴：**該穴位於肘部褶皺處靠近拇指一側。

◎ **手法：**按壓時，將另一隻手的拇指端放在曲池穴上，用力按壓5
秒，以感到酸脹為佳。重複五次。

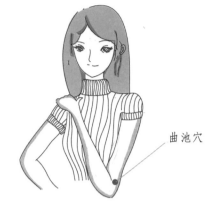

曲池穴

Tips

如果出現嚴重的頑固性瘙癢，則應當考量是否有其他的內臟疾病存在，例如糖尿病、慢性腎小球腎炎等，而慢性便秘、腫瘤等也會導致不同程度的皮膚瘙癢症狀，這時就需要馬上到醫院進行相關檢查了。

貼心小叮嚀

◎ 在發生皮膚瘙癢時，不要隨意使用一些含激素的外用藥膏塗抹，長期使用這類藥物很有可能會發生塗藥部位的皮膚異常。

◎ 若是皮膚已經出現乾癢，切記不可去抓撓患處，以免越抓越癢，可以在乾癢部位塗抹一些潤膚保濕的東西。

◎ 洗澡時間不宜過長，也不宜用鹼性的肥皂洗澡。長時間洗澡會使皮膚受傷，皮脂也會大量流失，使皮膚乾燥而瘙癢。

◎ 避免辛辣、油膩、海鮮、咖啡、煙、酒之物，因為這些東西對皮膚是一種刺激，可能會使原本患有某種皮膚病的人病情加重。

◎ 維生素的攝取對於防治皮膚瘙癢很重要，特別是要注意補充維生素A、維生素B_2、維生素B_6等。

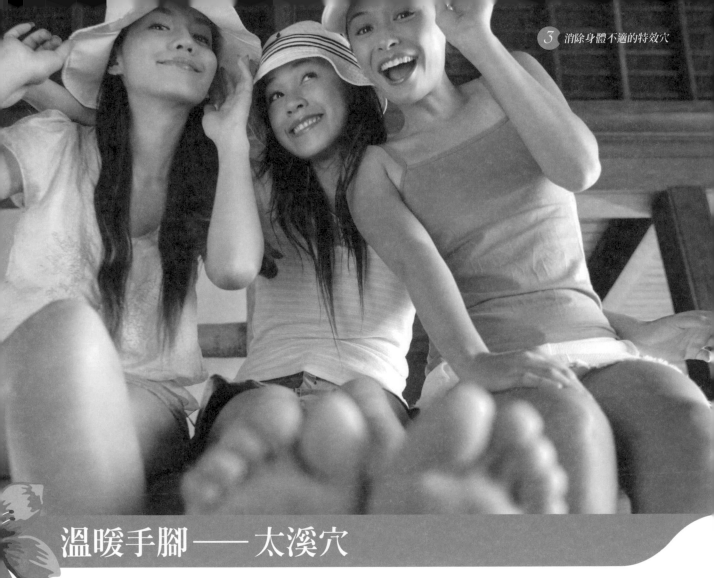

溫暖手腳——太溪穴

很多年輕的女性一到冬天手腳就特別冰冷，白天捧著熱水袋，晚上睡覺也抱著熱水袋。手腳冰冷是末梢血管的血液循環不良，導致手腳或身體的溫度下降所引發的一種自我感受。因為女性的正常體溫本來就比男性略低，同時女性肌肉較少，產生的熱量也較少。特別是在一些特殊的時期，比如經期、孕期和產期，由於體虛，更容易引起手腳冰涼。平時按揉一下腳上的太溪穴，可以讓你覺得暖和一點。

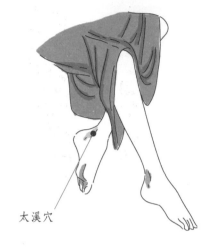

太溪穴

◎ **取穴**：太溪穴在內踝和腳後跟腱之間的凹陷處。

◎ **手法**：按壓的時候，將兩個拇指重疊在一起，讓身體的重量透過
手指按壓在穴位上，左右交替按壓。每天晚上睡覺之前按
壓5分鐘，你會感覺手腳慢慢暖和起來。

太溪穴

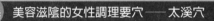

美容滋陰的女性調理要穴──太溪穴

　　太溪穴是腎經上的一個重要穴位。太溪穴的「太」
是大的意思，「溪」是溪流的意思，從名字可以得知，
腎經水液在此形成較大的溪水，而腎經對身體的熱量傳
輸起著很重要的作用，所以可以用太溪穴來治療怕冷。
太溪穴對女性生理不順、月經不調、手腳冰涼具有神奇
的療效。在腳踝的這個位置經常按壓，還會起到美容滋
陰的效果。

貼心小叮嚀

◎ 久坐或久立的人，必須重視運動，多參加一些不激烈的有氧運動，如慢跑、爬山等都有
利手腳血液循環，改善手腳怕冷的症狀。

◎ 減肥方法不當，過度減少食物的攝取會導致身體熱量不足，應多吃一些性屬溫熱的食
物，如牛羊肉、山藥、桂圓等，以提高機體耐寒力。

◎ 夏天避免經常吃冰涼的東西，空調冷氣也不要太強。

◎ 堅持睡覺前用溫水泡腳。

溫暖手腳的其他穴位 ── 湧泉穴、勞宮穴

　　怕冷的人一般以手腳的末端感覺最明顯，所以按壓手足心上的湧泉穴和勞宮穴，可以促進四肢氣血的通暢，讓人暖和起來。

湧泉穴

◎ **取穴**：湧泉穴在腳底的中央稍靠趾尖一側，腳趾從左右兩側向內側彎曲的時候出現的凹陷處（見第22頁）。

◎ **手法**：右手握拳，用拳頭的中指關節敲打湧泉穴五十至一百下。

勞宮穴

◎ **取穴**：勞宮穴在手心，握拳屈指時中指尖觸及的位置（見第42頁）。

◎ **手法**：將另一隻手的拇指指腹放在勞宮穴上，像畫圈一樣用力按壓20至30秒，以感到酸脹為佳。

配合按摩

　　將手腕背部中心互相摩擦，直到感到發熱。

　　這裡有一個穴位叫陽池穴，從穴位名字就可以知道它是囤積熱量的地方。刺激這個穴位，可以促進血液循環，平衡激素分泌，暖和身體。

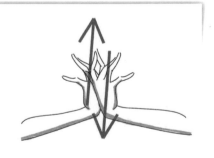

 ## 不能輕忽的全身發冷現象

　　經常全身發冷可能是因為甲狀腺、腎上腺等腺體的激素分泌功能失調。而手腳經常冰冷的人應該檢查一下血壓和血液常規，看看是否有低血壓或貧血。如果四肢發冷還伴隨有四肢酸痛、水腫，或皮膚發紫時、發暗時，就可能是血管曲張、栓塞所引起，此時一定要去醫院就診。

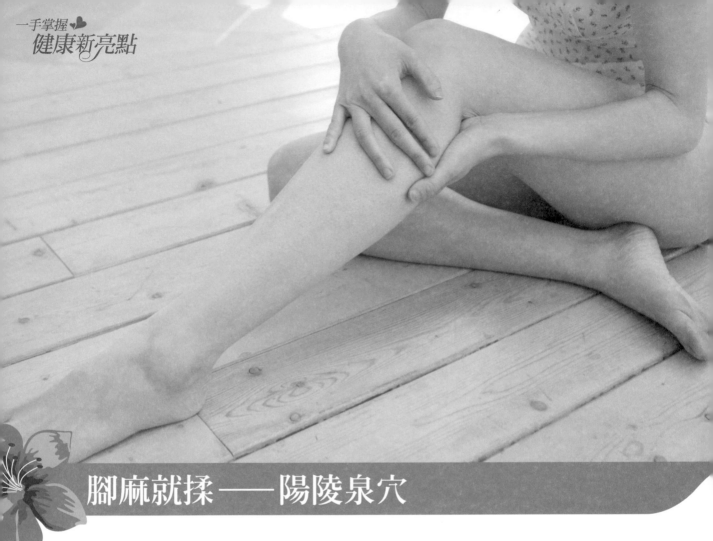

腳麻就揉——陽陵泉穴

　　病人小王向我反映，最近他的腿腳經常發麻，他懷疑自己是不是得了什麼毛病。有一次他在家裡蹺著二郎腿坐著上網聊天，站起來後就發現自己的右腿不會動了，腿腳發麻，過了好一陣才緩和過來。又有一次他在廁所蹲的時間長了，腿也麻了，他有些緊張，去檢查並沒有得什麼大的毛病，懷疑是姿勢不良引起末梢神經血液循環受阻，時間長了，細胞供氧不足，一旦血液回流，就出現了腿腳神經發麻。除了配一些營養神經的藥以外，我建議他平時多運動，再出現腿腳發麻時就刺激刺激腿上的陽陵泉穴，就可以迅速緩解症狀。

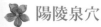

陽陵泉穴

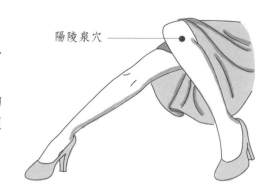

陽陵泉穴

◎ **取穴**：膝蓋下面外側有一塊凸出來的圓而小的骨頭，骨頭前下方的凹陷處就是陽陵泉穴。

◎ **手法**：將單手拇指指尖按在陽陵泉穴上，做前後方向的按壓。每一下按壓5秒，重複五下。每天可以反復多次按壓。

通上達下的陽陵泉穴

陽陵泉穴，是膽經的合穴，為筋之會穴。按中醫來論，經脈走入合時其經氣最強。由此可以得知，陽陵泉一穴，因為它的經氣最強，入臟很深，故通上達下的作用也是最強的。它有舒筋脈、清膽熱、祛腿膝風邪、疏經絡濕滯之功，主治膝關節痛、坐骨神經痛、偏癱、胸痛、膽囊炎等。除此之外，由於它是「筋會」，一切筋的毛病都可以找陽陵泉穴。

貼心小叮嚀

◎ 糾正不良坐姿。久坐的時候屁股最好不要超過椅子的1/3，坐個把小時後必須起來伸伸腿、彎彎腰。

◎ 培養運動的習慣，如快走、慢跑等，改善下肢血液循環。

◎ 避免長時間彎腰或搬運重物，以免因腰肌勞損或是腰椎病壓迫神經而加重腳麻的症狀，休息的時候應做一做伸展運動。

◎ 平時注意腳的保暖，每天晚上用熱水泡腳，然後配合穴位按摩。

◎ 補充營養，糾正貧血，增強體質。貧血和營養不良的人更容易出現腿腳發麻的情況。

緩解腳麻的其他穴位 —— 湧泉穴

腳麻的時候還可以按壓腳底的湧泉穴。

◎ **取穴：**湧泉穴位於腳底的中央稍靠趾尖一側，腳趾從左右兩側向內側彎曲的時候出現的凹陷處（見第22頁）。

◎ **手法：**右手握拳，用拳頭的中指關節敲打湧泉穴五十至一百下。

Tips

　　手腳末端的麻木有可能是糖尿病所引起的，需要及時檢查血糖。腳麻還伴隨有肌肉萎縮、四肢無力，則有可能是神經炎引起的。頸椎病和腰椎病也會引起下肢麻木，須去醫院做進一步的必要檢查，如X光線攝影、CT或磁共振檢查。老年人手腳發麻且有高血壓者，則可能與腦血管硬化密切相關，要當心腦中風的可能。

配合按摩

◎ **摩腿法：**像包圍腿部一樣，將一隻手放在腿上側，另一隻手握住腿下側，雙手交替移動，用兩手的拇指同時按壓小腿肚的內側。

◎ 小腿內側有肝經、脾經和腎經三條經絡分布，按壓它們對改善下肢的血液循環作用明顯。

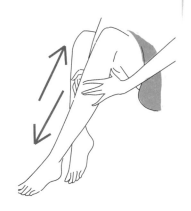

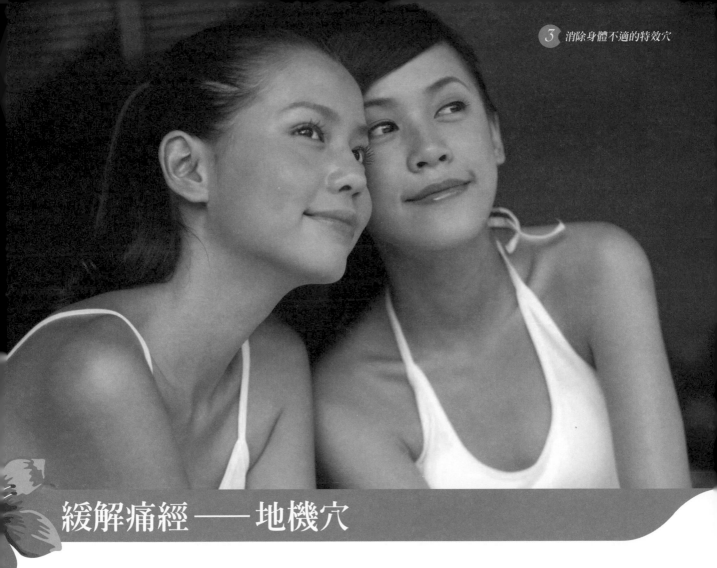

緩解痛經 —— 地機穴

　　有一個護理系的女同學在我這裡實習。有一天，我看她精神不振，臉色也不好，一問，原來是痛經。年輕女性痛經是很常見的，有的人痛經是由於婦科疾病引起的，而有的人結婚生小孩後就會好起來。痛經發作的時候非常難受，影響生活和工作。我讓這位女同學平躺，用針灸扎了她小腿部的幾個穴位，再將一個灸盒放在她的小腹部。半個小時後，她的症狀明顯緩解了。在痛經的時候，可以自己按壓一下地機穴等穴位來緩解疼痛。

🌸 地機穴

◎ **取穴**：先屈腿，找到膝關節內側橫紋頭，把除拇指外的四個手指
併攏，以這四個手指的寬度向腳踝方向量，小腿骨後面的
凹陷處就是地機穴。

◎ **手法**：用單手的拇指尖慢慢用力按壓，由輕到重，以可以耐受的
重壓進行操作，每次按壓3至5秒。重複五次。

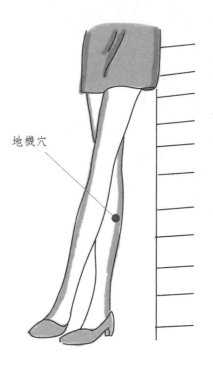

地機穴

生血、統血的地機穴

地機穴為脾經的郄穴，郄穴是經脈之氣深聚部位
的腧穴，在臨床上多用於治療各經的急性病症。中醫認
為，脾主運化，為氣血生化之源，有生血和統血作用，
脾所生、所統的血，直接為行經提供物質基礎，所以，
地機穴是一個治療婦科血證的重要穴位。

貼心小叮嚀

◎ 注意經期衛生，經前期及經期中少吃生冷、辛辣等刺激性強的食物。
◎ 在腹部放置熱水袋或多喝熱開水，能明顯減輕痛經的疼痛感。
◎ 原發性痛經的發生明顯受精神、心理因素的影響，因此要保持愉快的心情，瞭解月經是
女性的正常生理現象，避免恐懼和精神緊張。
◎ 經期避免吃冷飲，注意保暖，臨睡前喝一杯加一勺蜂蜜的熱牛奶能減輕痛經的痛苦。
◎ 平時要加強體能鍛煉，尤其是體質虛弱者。

緩解痛經的其他穴位 —— 三陰交穴

　　除了地機穴，三條陰經的交會點三陰交穴也可以緩解痛經。如果女性痛經比較嚴重且病史較長，建議到醫院檢查，及早查明病因。

◎ **取穴：** 先找到內踝尖，把除拇指外的四個手指併攏，以這四個手指的寬度向膝蓋方向量，小腿骨後面的凹陷處就是三陰交穴（見第55頁）。

◎ **手法：** 將單手的拇指尖按在三陰交穴上，慢慢用力按壓，每次按壓3至5秒。重複五次。

配合按摩

　　痛經的時候，還可以試一下下面介紹的按摩方法：

　　先塗擦活血藥液（如藥油、藥酒）後再進行按摩。用手指或掌根揉按背腰部的胸椎第11節至腰椎第2節，並揉按兩側的肌肉；用拳頭輕捶背腰部壓痛處；用手指揉按腹部疼痛的肌肉。

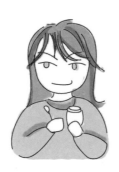
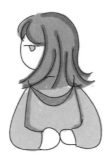
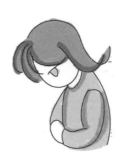

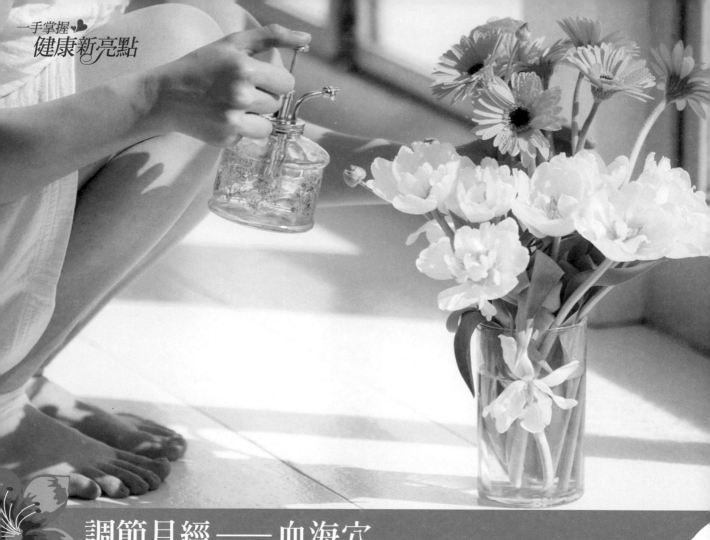

調節月經——血海穴

　　每個月的那幾天，都是女性頗為煩惱的日子。有規律、無疼痛地過了還算好；如果碰到不按規律「辦事」的時候，就夠女性朋友們煩的了。月經不調包括經期及週期不規律、經量異常、生理期間身體不適等。中醫認為，月經不調的原因在於血的代謝出了問題，這個時候需要調血。月經不調的人在進行專科治療的同時，對血海穴進行自我按摩，常能獲得事半功倍的效果。

✿ 血海穴

◎ **取穴**：血海穴在膝蓋內上側。坐位，將一條腿擱在另一條腿上，用對側的手掌心對住膝蓋正中，拇指和食指成45°，拇指尖所在的位置就是血海穴。

◎ **手法**：按壓血海穴的時候，將拇指端放在血海穴上，用力按壓5秒，以感到酸脹為佳。重複五次。

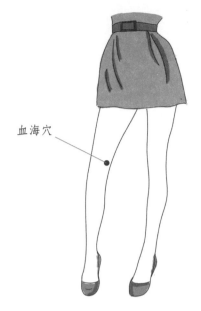

血海穴

活血、補血的血海穴

中醫認為，婦女的生理特點是以血為用。血海穴是脾經上的穴位，是一個活血和補血的重要穴位。所以，血海穴在婦科病的治療中有著重要的作用。

貼心小叮嚀

◎ 保持精神愉快，避免壓力。正值生育年齡的女性如果長期處於壓力下，會抑制腦垂體的功能，月經就會開始紊亂。同樣，長期的心理壓抑、生悶氣或情緒不佳，也會影響到月經。

◎ 注意經期保暖。經期受寒，會使盆腔內的血管收縮，導致卵巢功能紊亂，可引起月經量過少，甚至閉經。

◎ 避免吸煙。煙草中的尼古丁會降低性激素的分泌量，從而干擾與月經有關的生理過程，引起月經不調。

◎ 平時可從事一些全身運動，如游泳、跑步等，每週進行一至二次，有強壯身體的作用。

◎ 適量補充維生素C。可多吃柑橘、柳丁、獼猴桃等富含維生素C的水果。

🌸 治療婦科病的其他穴位 —— 地機穴

此外，治療婦科病的要穴 —— 地機穴也是一個調節月經的重要穴位，可以一起按壓。

◎ **取穴**：地機穴在前面「緩解痛經」一節中提到過，因為穴位的按壓不會只有單一的效用，這是讀者需要瞭解的。先找到膝關節內側橫紋頭，把四個手指併攏，以這四個手指的寬度向腳踝方向量，小腿骨後面的凹陷處就是地機穴（見第120頁）。

◎ **手法**：將單手的拇指尖按在地機穴上，慢慢用力按壓，每次按壓3至5秒。重複五次。

配合按摩

每天洗澡時，將雙手置於腹部中間，緩緩按壓。按壓的力氣可以稍大一些，直到小腹內有熱感為佳。然後雙手置於小腹側方，從後面向前方斜擦，方向朝向大腿內側。注意不要往返擦動，以擦熱為度。操作時間各為5分鐘。

Tips

月經不調的原因有很多：生殖器官局部的炎症、腫瘤及發育異常、營養不良；顱內疾患；內分泌功能失調，如甲狀腺、腎上腺皮質功能異常，糖尿病等；肝臟疾患等，都可以引起。使用治療精神病、內分泌疾病的藥物或採取宮內節育器避孕者，也可能發生月經不調。

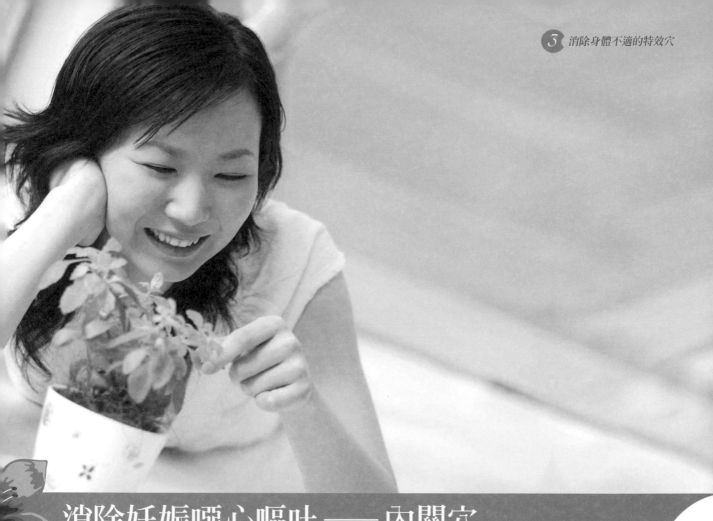

消除妊娠噁心嘔吐 —— 內關穴

　　多數婦女在懷孕後1至3個月內會出現噁心、嘔吐，特別是在清晨或晚上，有的人嘔吐還很嚴重，這就是所謂的「妊娠反應」。「妊娠嘔吐是很正常的！」很多人都知道這一點。嘔吐是孕婦身體的一種正常的生理反應，而有過這種經歷的人都知道很難受，反應嚴重的時候吃什麼吐什麼。而孕婦又不能亂吃止吐藥，用藥不當易引起流產、早產、畸胎、胎兒宮內發育遲緩，甚至胎兒死亡。這時用按壓內關穴的方法解決孕吐是最好的辦法。

🌸 內關穴

◎ **取穴**：內關穴在手腕橫紋正中向肘部方向兩橫指的位置，在兩根
　　　　大筋中間的凹陷處。

◎ **手法**：自己按壓內關穴的時候，將左手的拇指尖按壓在右側內關
　　　　穴上，左手食指壓在右側外關穴（與內關穴相對的位置）
　　　　上，按捏5至10分鐘，每日二至三次；再用右手按壓左側
　　　　的穴位，反復操作即可。

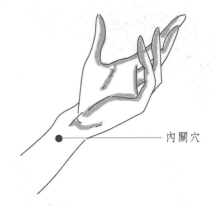

內關穴

兼治胸悶、心慌的內關穴

　　內關穴是心包經的絡穴，可以治療胸悶、心慌等心臟疾病；同時，內關穴通於陰維脈。
陰維脈聯繫足太陰、少陰、厥陰經並會於任脈，還與陽明經相合。以上經脈都循行於胸脘脅
腹，故內關穴又是治療胸痛、脅痛、胃痛、心痛、反胃、胸脘滿悶等疾病非常重要的穴位。

🌸 消除妊娠噁心嘔吐的其他穴位 —— 足三里穴

　　足三里穴也是一個治療胃脘不適的常用穴，和內關穴配合使用，止吐效果更加好。

◎ **取穴**：足三里穴在膝蓋下方四指併攏寬度，小腿骨外側一個手指寬度的位置（見第19頁）。

◎ **手法**：可以將對側手的食指、中指尖放在足三里穴上，用力來回按壓5秒，以感到酸脹為佳。重複五
　　　　次。

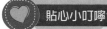

貼心小叮嚀

◎ 孕婦嘔吐並不可怕，應該順其自然，保持樂觀的情緒。

◎ 保持室內環境清潔、舒適，避免異味的刺激。嘔吐後應立即清除嘔吐物，並用溫開水漱口，保持口腔清潔。

◎ 有的孕婦因怕嘔吐而不想進食。實際上，不進食不但不能減輕嘔吐，反而還會使孕婦缺乏營養供給，對母子都不利。

◎ 如果孕婦嘔吐不止，並有體溫升高、脈搏增快、出現黃疸的情況時，應終止妊娠。

◎ 調節好飲食，少量多餐，營養充足，滿足機體的需要。有選擇性地吃一些番茄、柑橘、杏子、草莓等新鮮蔬果，既能滿足孕婦嗜酸的需要，又能增加營養。

◎ 吃完飯後臥床休息20至30分鐘，噁心時再吃幾塊餅乾，感覺就會好一些。

◎ 嘔吐嚴重者，必須臥床休息。

◎ 保持排便的通暢。

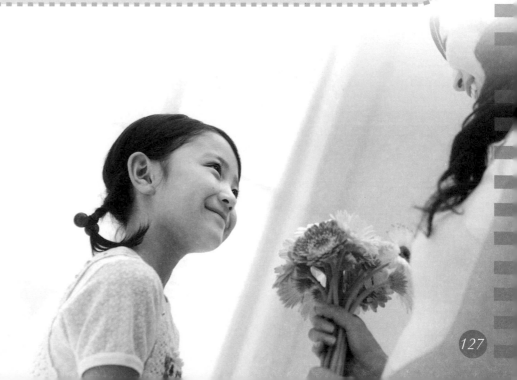

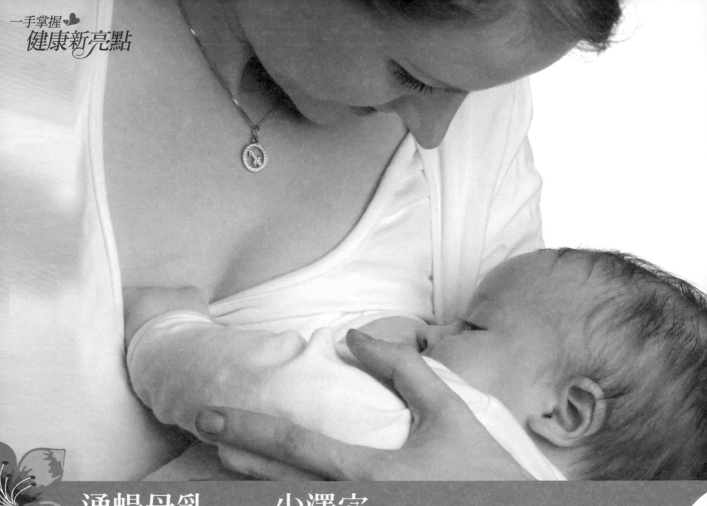

通暢母乳——少澤穴

　　當媽媽的可能會有這樣的體會：哺乳時，寶寶有時猛吸一陣後，就把乳頭吐出來哭鬧，體重也不見增加，這是他吃不飽的現象。如果寶寶吃奶時很費勁，吮吸不久便睡著了，睡不到一兩個小時又醒來哭鬧，或有時猛吸奶，這也是寶寶吃不飽的表現。吃不飽的寶寶還會出現大便秘結、稀薄、發綠或次數增多，而每次排出量少的情況。寶寶沒有吃飽，是因爲媽媽的母乳不足。那就趕快按壓少澤穴，讓奶水多一點吧！

🌺 少澤穴

◎ **取穴**：少澤穴在小手指指甲旁，靠小指邊下方的角上。

◎ **手法**：少澤穴需要掐得比較痛才有效果。用對側手的拇指指甲掐，每次掐十下，重複五次。

◎ **中醫點評**：媽媽可以自己掐，也可以請爸爸幫忙掐。因為少澤穴位置比較小，所以媽媽可以用一些棉棒、牙籤等工具幫助刺激。

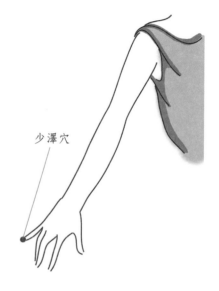

少澤穴

水之源頭的少澤穴

　　少澤穴為手太陽小腸經的井穴。井穴是十二經脈中位於手足之端的穴位，中醫將其喻為水之源頭，是經氣所出的部位，其對於周身臟腑、氣血、經脈之氣的調節有著十分重要的作用。刺激少澤穴可以使身體中的營養成分轉運至全身，補充氣血之不足，氣血足則乳汁就多了。

配合按摩

　　媽媽還可以將食指及姆指放在乳暈兩旁，先往下壓，再向兩旁推開；或是以乳頭為中心點，採取左右、上下對稱的方式按摩，這種方法會使乳頭較易突出，有利於餵奶。

通暢母乳的其他穴位 —— 膻中穴

　　少澤穴還可以和胸中的膻中穴配合使用，使媽媽的奶水更充足。

◎ **取穴**：膻中穴在兩乳頭連線正中的位置（見第75頁）。

◎ **手法**：媽媽可以自己將右手拇指端放在膻中穴上，按壓5秒，以感到酸脹為佳，重複五次。或者也可以請爸爸幫忙哦。

◎ **中醫點評**：因為膻中穴就在胸中，用熱水袋、吹風機等加熱後按壓，效果會更好。但要注意不要燙傷皮膚哦！

♥ 貼心小叮嚀

◎ 產後的媽媽應該避免焦慮的情緒，保持愉快的心情。

◎ 媽媽的奶水愈少，愈要增加寶寶吮吸的次數。由於寶寶吮吸的力量較大，正好可借助寶寶的嘴巴來按摩乳暈。

◎ 寶寶吮吸的時候使出了全身的力氣，會使媽媽的乳頭很疼，媽媽不要因為怕疼而不喂寶寶母乳。

◎ 少數媽媽覺得餵奶太麻煩、太累，心裡不情願，這樣也會使乳汁分泌減少。

◎ 餵奶期的媽媽應避免不規律的生活。

◎ 媽媽們應多吃富含蛋白質、碳水化合物、維生素和礦物質的食物，如牛奶、雞蛋、魚肉、蔬菜、水果等，並多喝湯水，如酒釀蛋、火腿鯽魚湯、黃豆豬蹄湯等。

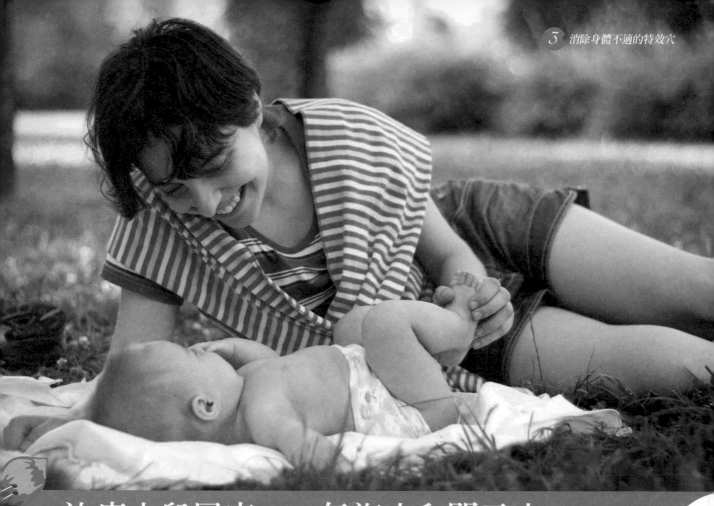

治療小兒尿床——氣海穴和關元穴

　　一般來說，寶寶在1歲半到2歲時，就能在夜間控制排尿了；即使是夜晚熟睡之後，他們也會醒來告訴媽媽「我要撒尿」，尿床現象已大大減少。可是有些寶寶3、4歲了卻還在尿床，有的甚至一個月要尿床好幾次，這就不正常了。特別是孩子進入幼稚園後，如果再經常尿床，很容易造成性格缺陷，所以要盡早治療，不要聽之任之。小兒尿床不宜用藥物治療，那樣會帶來副作用；相比之下，按壓氣海穴和關元穴效果較好。

🌸 氣海穴和關元穴

◎ **取穴**：氣海穴在孩子的小腹部下方的骨頭正中和肚臍連線中點略上的位置。關元穴在他的小腹部下方的骨頭正中和肚臍連線中點略下的位置。

◎ **手法**：每晚臨睡前，家長用掌心同時按住這兩個穴位，逆時針按揉5分鐘。因為這兩個穴位在孩子的腹部，注意按壓時不要讓孩子受涼感冒，可以隔著薄薄的內衣按。

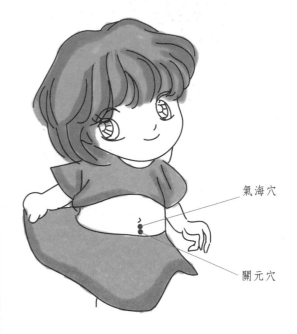

氣海穴

關元穴

補中益氣的氣海穴與關元穴

　　氣海穴和關元穴位置很接近，都在下腹部；作用也相近，都有大補元氣的作用。經常按壓這兩個穴位，可以清除肚子裡積存的廢氣，促進全身的血液循環，使人精力充沛。為小兒經常按壓，對他們的成長發育也有好處。

Tips

　　如果在小兒尿床的同時還伴有尿次頻繁、尿痛尿急，則有可能是尿路感染引起的；如果尿床不分晝夜、不分覺醒或睡眠，則可能是小兒先天發育不全或腦病後遺症所致。這幾種情況都要及時到醫院檢查。

治療小兒尿床的其他穴位 —— 太溪穴

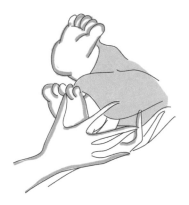

小兒尿床還可以用太溪穴來補腎氣。

◎ **取穴**：太溪穴在孩子的腳踝附近，內踝尖和腳正後方肌腱連線的中點（見第52頁）。

◎ **手法**：家長用拇指點住孩子的太溪穴，按壓1分鐘。可以反復經常按壓。

◎ **中醫點評**：一般經過以上這些穴位的按壓刺激，孩子能睡得很香，不會再有尿床的事情發生。

配合按摩

　　每晚入睡前，家長可用力揉搓小孩的足底部，使其達到發熱的程度，然後將雙手搓熱，按壓小孩的腹部，也使其達到發熱的程度。這種方法對受寒引起的小兒尿床有效。

♥ 貼心小叮嚀

◎ 尿床和小孩的心理有一定的關係。要時常鼓勵孩子，加強他們的信心，可以起到事半功倍的作用。

◎ 白天不要讓孩子玩得太累，避免過度疲勞和情緒激動。

◎ 晚餐的菜中少放鹽，少喝湯水，避免睡前大量飲水。

◎ 避免給孩子長期使用一次性尿布，也避免孩子的內褲太緊。

◎ 臨睡前要督促孩子排空小便再上床睡覺。

◎ 夜間按時喚醒孩子排尿，讓他逐漸養成自主排尿的習慣。

◎ 平時宜常進食具有補腎縮尿功用的食物，如羊肉、蝦等。也可以吃加了山藥、芡實、蓮子、米仁、金櫻子等中藥的藥粥。

健康新亮點

編　　著：徐勇剛‧沈王明
出　　版：葉子出版股份有限公司
發 行 人：馬琦涵
總 編 輯：閻富萍
企劃主編：范湘渝
專案業務：高明偉

地　　址：臺北縣深坑鄉北深路三段 260 號 8 樓
電　　話：886-2-8662-6826
傳　　真：886-2-2664-7633
服務信箱：service@ycrc.com.tw
網　　址：www.ycrc.com.tw
印　　刷：鼎易印刷事業股份有限公司
ＩＳＢＮ　：978-986-6156-04-5
初版一刷：2010 年 12 月
新 台 幣：199 元

總 經 銷：揚智文化事業股份有限公司
地　　址：臺北縣深坑鄉北深路三段 260 號 8 樓
電　　話：886-2-8662-6826
傳　　真：886-2-2664-7633

本書由浙江科學技術出版社授權在臺發行中文繁體字版，中文簡體字版
書名為《激活生命守護穴》(2010)

國家圖書館出版品預行編目資料

健康新亮點 / 徐勇剛, 沈王明編著. -- 初版.
  -- 臺北縣深坑鄉：葉子, 2010.12
    面；　公分

  ISBN　978-986-6156-04-5（平裝）

  1.穴位療法

413.915   99024289